M. R. Marcotte
Segmentierte Bogentechnik in der Praxis

Michael R. Marcotte

Segmentierte Bogentechnik in der Praxis

Leitfaden für eine rationelle Kieferorthopädie

Deutsche Übersetzung Josef W. Freudenthaler

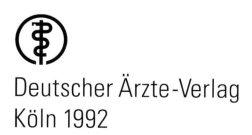

Deutscher Ärzte-Verlag
Köln 1992

Michael R. Marcotte
D.D.S., M.S.D. Clinical Assistant Professor Department of
Orthodontics University of Connecticut,
School of Dental Medicine, Farmington, Connecticut, USA

Dr. Josef Freudenthaler
Facharzt für Zahn-, Mund- und Kieferheilkunde
Reichratsstraße 7, A-1010 Wien

Mit 234 Abbildungen in 523 Einzeldarstellungen

ISBN 3-7691-4046-X

Titel der englischsprachigen Originalausgabe:
Biomechanics on Orthodontics Copyright © by B.C. Decker Inc.,
Burlington, Ontario/Kanada 1988

Deutsche Lizenzausgabe Copyright © by
Deutscher Ärzte-Verlag GmbH, Köln 1992

Gesamtherstellung:
Deutscher Ärzte-Verlag GmbH, Köln

Inhaltsverzeichnis

Vorwort

Den Anstoß zu diesem Buch gab ein Teilnehmer eines von mir unlängst abgehaltenen Mechanikkurses. Als er die Kursunterlagen durchsah, sagte dieser Arzt zu mir: „Dieses Material sollte man veröffentlichen, Informationen dieser Art sind dringend notwendig." Dieser Mann war der Vorstand einer kieferorthopädischen Abteilung in Europa. Statt zur Veröffentlichung meiner gesammelten technischen Aufzeichnungen entschloß ich mich zu einem Buch, das dem Leser das nötige Hintergrundwissen für die Planung, Durchführung und Überwachung eines Multibandbehandlung-Mechanikplans liefert.

In meiner Praxis wird für jeden Patienten vor Beginn der Behandlung ein genauer Mechanikplan angelegt. Während der gesamten Behandlungsdauer behalten wir die spezifischen Behandlungsziele (z. B. 3,5 mm Retraktion der unteren Schneidezähne bei gleichzeitiger Intrusion von 1,5 mm) immer im Auge. Dieses Buch soll nicht lange Reihen von Bogen oder Loop-Folgen liefern, die auswendig gelernt werden müssen, sondern den Leser in die Lage versetzen, die zur Erreichung des letztendlichen Behandlungsziels nötige Mechanik zu entwerfen und optimal einzusetzen.

Diesem Buch liegen mechanische Prinzipien aus einem Zweig der Technik, der Statik, zugrunde. Die Statik definiert die Kräftesysteme, die auf Körper in Ruhe oder in konstanter, geradliniger Bewegung wirken. Die in diesem Buch verwendete Methode ist die segmentierte Bogentechnik; „segmentiert" deshalb, weil bei einer segmentierten Behandlung von Malokklusionen jedes Segment „statisch determiniert" ist, d. h. die Kraft- und Drehmomentwerte bekannt oder meßbar sind. Bei einem statisch determinierten Kräftesystem ist das Verhalten eines Körpers (eines Zahnes so gut wie eines Balls oder eines Meteoriten) vorhersagbar. Ist die Anzahl der Variablen unbekannt oder nicht meßbar, wie bei der Verwertung durchlaufender Bögen, so wird das System „statisch indeterminiert" und orthodontische Vorhersage unmöglich.

Kieferorthopädische Vorhersagbarkeit ist unschätzbar, sie verschafft einen „ruhigen Schlaf". Als ich einmal einen anderen Kurs hielt, sagte ein erfahrener Arzt zu mir: „Ich arbeite seit über 40 Jahren mit der . . .-Methode, und jedes Mal, wenn sich ein Patient in den Behandlungsstuhl setzt und den Mund öffnet, weiß ich wirklich nicht, was ich vorfinden werde." Dieses Buch ist für Leute wie ihn geschrieben.

Kieferorthopädische Behandlung mittels segmentierter Bogentechnik kann vereinfacht werden, nimmt man für jeden einzelnen Zahnbogen drei große, „vielwurzelige" Zähne an: einen rechts, einen vorne (entweder mit sechs oder mit acht Wurzeln, je nachdem ob es sich um ein Eckzahn-zu-Eckzahn- oder ein Prämolar-zu-Prämolar-Segment handelt) und einen links. Häufig werden diese drei großen „vielwurzeligen" Zähne von einer Extraktionslücke begrenzt. Mittels Analyse von Zwei- und Drei-Zahn-Segmenten kann man ein Gleichgewichtsdiagramm erstellen, das die erwünschten und unerwünschten Kräfte einer Bogen-Aktivierung aufzeigt.

Wie bei anderen kieferorthopädischen Methoden besteht die Anfangsphase auch hier aus dem Nivellieren. Stehen die Zähne in jedem Segment ideal, werden von Anfang an starke Idealbögen verwendet. Ist das, wie üblich, nicht der Fall, werden verschiedene Bögen- oder Loopkonstruktionen besprochen und illustriert, je nachdem ob die erforderlichen Kräftesysteme übereinstimmend (konsistent) oder gegensätzlich (inkonsistent) sind.

Während der Anfangsphasen dieser Methode werden die einzelnen Zähne zuerst innerhalb des Segmentes ausgerichtet. Nach der Beendigung dieser intrasegmentalen Bewegungen kann jedes Segment von nun ideal ausgerichteten Zähnen mit einem stärkeren und steiferen Draht verblockt und die intersegmentalen Bewegungen (En-masse-Lückenschluß und/oder En-masse-Wurzelretraktion) durchgeführt werden.

Hier werden die für den Lückenschluß erforderlichen Loops, ihre Aktivierungen in der sagittalen und vertikalen Ebene, ihre Positionierung, ebenso andere Loopkonstruktionen samt Aktivierung und Methoden zur Herstellung dieser Bögen oder Loops aus handelsüblichen Drähten gezeigt.

Die verschiedenen Therapieansätze zur Korrektur des Tiefbisses bei jugendlichen und erwachsenen Patienten werden ebenfalls beschrieben und illustriert sowie die kontrollierte Intrusion von Frontzähnen. Ein Abschnitt über diverse Headgears beschreibt die verschiedenen Kräftesysteme und ihre Wirkung auf Zähne und Kiefer. Desgleichen werden Methoden illustriert und beschrieben, die bei der Steuerung des Lückenschlusses schrittweise von Sitzung zu Sitzung angewendet werden können (Mesialisierung des bukkalen Segmentes, Distalisierung des anterioren Segmentes oder reziproker Lückenschluß). Ferner wird die Indikation zur Wurzelretraktion en masse mit den dazugehörigen Kräftesystemen besprochen. Die Wurzelaufrichtefeder mit ihren vielen Anwendungsmöglichkeiten trägt ihren Namen wirklich zu Unrecht, denn sie ist für viele Situationen, die Extrusions- und Intrusionskräfte bei ungleichen Drehmomenten erfordern, geeignet. Auch typische Abschlußphasen der Behandlung werden beschrieben und illustriert.

Die Verwendung der neueren einflügeligen Brackets mit eingebautem Torque und die heute zur Verfügung stehenden Drähte – Nitinol, Chinese Niti, Titanmolybdänlegierungen oder der herkömmliche Stahldraht – werden erläutert. Der Bestand an Drähten in der Praxis kann so auf ein Minimum reduziert werden.

Um diese mannigfaltigen Begriffe und Verfahren in ihrem Zusammenhang darstellen zu können, wird die Problemliste und der Behandlungsplan eines typischen Patienten sowie seine Fernröntgendurchzeichnung und sein Okklusogramm vorgestellt. Für das individuell erforderliche Behandlungsziel auf der Basis von Einzelsitzungen wird ein Mechanikplan erstellt und durchgeführt. Das gesamte Material wird in meiner Praxis täglich angewendet. Es ermöglicht ein wunderbar kontrolliertes Arbeiten.

Ein großer Teil des in diesem Buch präsentierten Materials stammt nicht von mir direkt; denn ich konnte auf das Wissen ausgezeichneter Kieferorthopäden zurückgreifen. Daß ich heute in der Lage bin, nach der in diesem Buch beschriebenen Technik zu arbeiten, verdanke ich besonders dem verstorbenen Dr. Gilbert Kanegawa, dem Vorbild meiner Jugend, Dr. Charles Burstone, meinem Lehrer, Arbeitgeber und langjährigen Freund, und Dr. Sam Weinstein sowie Dr. Arthur Thomas, die meine kieferorthopädische Entwicklung sehr gefördert haben. Ich möchte auch meiner Mutter danken. Ihre jahrelange harte Arbeit und ihre Opfer haben mir geholfen, all das zu erreichen. Und meiner Frau Anita und meinen Kindern Greg, Doug und Katherine: Danke, daß Ihr mir die Zeit für dieses Buch gegeben habt.

Michael R. Marcotte

1
Biomechanik in der Kieferorthopädie

In der kieferorthopädischen Behandlung ist die Kürze der Behandlungsdauer von besonderer Bedeutung. Diese Tatsache läßt sich nicht leugnen. Vor allem Patienten und deren Eltern schätzen eine rasche, korrekte Regulierung einer Malokklusion; denn das bedeutet weniger Fahrten in die Praxis, weniger Wartezeit, weniger „Spezialmahlzeiten", weniger durch Schmerz verdorbene Tage usw. Außerdem wird die Kooperation des Patienten zu einem weniger wichtigen Faktor für den Behandlungserfolg, wenn das Behandlungsziel sozusagen „über Nacht" erreicht werden kann. Wachstumsvorhersagen sind für einen kürzeren Zeitraum genauer, die Kariesanfälligkeit verringert sich, es gibt weniger Wurzelresorptionen. Die geringere Belastung ist für den Patienten ein wichtiges Kriterium für die Weiterempfehlung des Arztes. Bei einer möglichst effektvollen kieferorthopädischen Behandlung können Fehler nur in geringem Ausmaß toleriert werden. Hier ist kein Platz für die „Ein Schritt vor, zwei Schritte zurück"-Methode, wo der *Orthopäde* nach wochenlangem Warten auf eine bestimmte Zahnbewegung schließlich feststellt, daß sich die Zähne in einer falschen Position eingestellt haben. Manchmal ist dieses Problem bedeutend und irreversibel; ist es aber reversibel, heißt das etliche Monate zusätzlicher Behandlungszeit. Eine wirkungsvolle Multibandbehandlung bedarf eines einwandfreien Therapieplans, der mittels geeigneter Technik umgesetzt wird. Es ist deshalb Aufgabe des Kieferorthopäden, sich die nötigen Fertigkeiten für die „Direkttherapie" anzueignen. Die für die Erstellung eines einwandfreien Therapieplans nötigen mechanischen Prinzipien werden im folgenden besprochen.

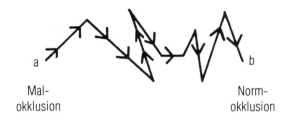

a   b

Mal-   Normokklusion   okklusion

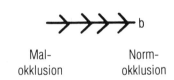

                                          b

Mal-   Normokklusion   okklusion

Diese Prinzipien stammen aus der Mechanik, einem Zweig der Technik. Die Mechanik beschreibt die Wirkung von Kräften auf Körper, also auch auf Zähne und Knochen. Sie kann im großen und ganzen in drei Gebiete aufgeteilt werden: Statik, Kinetik und Materialverhalten. Die Statik beschreibt die Wirkung von Kräften auf Körper in Ruhe oder in konstanter, geradliniger Bewegung. Die Kinetik beschreibt im allgemeinen das Verhalten von Körpern, die Geschwindigkeitsveränderungen durch Beschleunigung oder Verzögerung unterworfen sind. Das Materialverhalten beschreibt die Beziehung zwischen Druck und Zug in verschiedenen Materialien und ermöglicht die Auswahl der für eine bestimmte Kraftübertragung am besten geeigneten Materialien.

1.1
Maßeinheiten

Die in der Kieferorthopädie verwendeten Faktoren sind Kraft und Abstand. Eine Kraft wird als die Wirkung eines Körpers auf einen anderen (eines Drahtes auf einen Zahn zum Beispiel) definiert. Die Kraft ist die Wirkung des einen Körpers (des Drahtes) auf den anderen Körper (den Zahn), die die Form oder Bewegung dieses zweiten Körpers verändert oder verändern kann. Es ist entweder eine Druck- oder eine Zugkraft. Im metrischen System ist die Einheit der Kraft ein Gramm bzw. ein Gramm pro Quadratmillimeter. (Kraft pro Flächeneinheit = Druck)

1.1.1

Newtons Gesetze

1686 veröffentlichte Newton die grundlegenden Gesetze der Mechanik, ihre Anwendung auf Körper und die Ergebnisse seiner Experimente dazu. Diese drei Gesetze der Bewegung lauten wie folgt:

1. Gesetz: Jeder Körper verharrt so lange im Zustand der Ruhe oder der geradlinigen, gleichförmigen Bewegung, bis Kräfte auf ihn einwirken, die ihn zwingen, diesen Zustand zu ändern.

2. Gesetz: Kraft = Masse mal Beschleunigung. Die Beschleunigung eines Körpers ist die Zunahme seiner Geschwindigkeit in der Zeiteinheit. Sie verhält sich direkt proportional und gleichgerichtet zu der sie erzeugenden Kraft, aber indirekt proportional zu der Masse des Körpers.

3. Gesetz: Jede Kraft (actio) ruft eine gleich große, ihr entgegengesetzte Kraft (reactio) hervor (Wechselwirkungsgesetz).

Newtons erstes Gesetz erläutert den Effekt einer Kraft. Ein Körper verharrt in Ruhe oder bewegt sich geradlinig mit konstanter Geschwindigkeit, bis eine Kraft auf ihn einwirkt. Unter diesen Bedingungen befindet sich ein Körper im Gleichgewichtszustand. Befindet sich ein Körper im Gleichgewichtszustand, so ist die Summe aller einwirkenden Kräfte Null ($\Sigma K = 0$). Das gilt auch für Drehmomente ($\Sigma DM = 0$). Ein Drehmoment tendiert dazu, einen Körper in Rotation zu bringen.

In seinem zweiten Gesetz führt Newton den Terminus „Beschleunigung" ein. Die Grundgleichung des zweiten Gesetzes lautet:

$$a = \frac{K}{M} \text{ und } K = M \times a$$

(a ist die Beschleunigung, K die Kraft, M die Masse).

Die Wirkung einer Kraft hängt also nicht nur von der Größe und der Masse des Körpers, sondern auch von ihrer Richtung ab. Physikalische Größen, die durch ihren Betrag und ihre Richtung festgelegt sind, bezeichnet man als Vektoren. Wie in Abbildung 1–1 gezeigt wird, kann man Vektoren mit Hilfe eines Kräfteparallelogramms addieren und so die Gesamtwirkung zweier Kräfte ermitteln: Eine Kraft proportional zur Strecke AB wirkt in der Richtung AB; eine zweite Kraft proportional zur Strecke AC wirkt in der Richtung AC; die resultierende Kraft wirkt in der Richtung AD und ist proportional zur Strecke AD.

Newtons drittes Gesetz besagt, daß jede Kraft eine gleich große Gegenkraft bewirkt, die entweder erwünscht oder unerwünscht ist. Verwendet man zum Beispiel einen ersten Molaren als Verankerung, um einen Schneidezahn mit einer 25 g starken Kraft mittels Zeigefinger als Kraftquelle wie in Abbildung 1–2 zu protrudieren, würde eine ebensolche 25 g starke Kraft den Molaren distalisieren, denn $\Sigma K_x = 0$. Dasselbe gilt in den anderen Ebenen: $\Sigma K_y = 0$; $\Sigma K_z = 0$. Die distale Bewegung der Molaren wäre möglicherweise unerwünscht. Sie könnte ein Durchbruchshindernis für den zweiten Molaren darstellen oder einen Vorkontakt verursachen. Es müssen also Maßnahmen zur Verhinderung dieser unerwünschten Nebenwirkungen getroffen werden. Die Verankerung des ersten Molaren müßte verstärkt werden, um die Bewegung zu verringern oder zu verhindern.

Das einzige „Geheimnis" der Kieferorthopädie besteht darin, die Anzahl der unerwünschten Nebenwirkungen zu minimieren oder zu eliminieren. Das dritte Gesetz Newtons ermöglicht die Darstellung von Gleichgewichtsdiagrammen, in denen alle erwünschten und unerwünschten Nebenwirkungen aufgezeigt

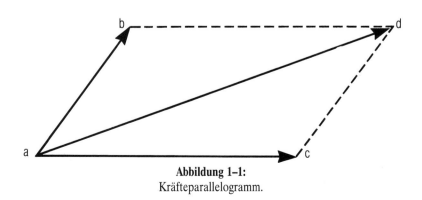

Abbildung 1–1:
Kräfteparallelogramm.

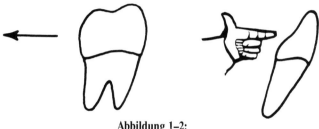

Abbildung 1–2:
Actio ist gleich Reactio.

werden. Erst das Verstehen und Erkennen unerwünschter Nebenwirkungen ermöglicht ihre wirksame Beeinflussung.

Statt der im oben angeführten Beispiel verwendeten 25 g Kraft hätte man auch beliebig starke Kräfte (20 g, 15 g, 120 g) benutzen können. Physikalische Größen, die allein durch ihren Betrag bestimmt sind, sind ungerichtete Größen und werden als Skalare bezeichnet (z. B. Masse, Temperatur). Charakteristika einer Kraft sind aber Betrag und Richtung. Diese sind durch Vektoren darstellbar. Benutzt man z. B. 25 g für die Intrusion eines Oberkiefer-Schneidezahns entlang seiner Längsachse, so kann das vektoriell dargestellt werden. Der Betrag der Kraft entspricht der Länge des Vektors, z. B. ein Gramm einem Millimeter. Der

Richtungssinn der Kraft wird durch die Pfeilspitze, die Richtung durch den Neigungswinkel zu einer Referenzebene z. B. 45° zur Okklusionsebene, (Abbildung 1–3) angegeben. Dieser Vektor stellt also eine Kraft mit dem Betrag von 25 g und der Wirkrichtung von 45° zur Okklusionsebene aufwärts „nach links" dar.

Diese Angaben beschreiben alle Charakteristika einer Kraft außer ihrem Ansatzpunkt am Zahn. Diesen ermittelt man, indem man die Lage ihrer Wirklinie in Beziehung zu dem Zahn setzt, d. h., indem man die Kraft auf eine fixe Bezugslinie, wie z. B. die Längsachse des Zahnes, bezieht. Man könnte also sagen, daß die Kraft an der Längsachse des Zahnes wirkt, genausogut könnte sie aber am Bracket, am Cingulum usw. ansetzen.

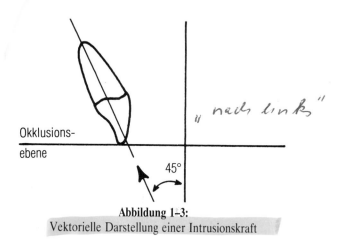

Okklusions-
ebene

45°

„nach links"

Abbildung 1–3:
Vektorielle Darstellung einer Intrusionskraft

1.1.2
Die Längsverschiebung

Laut dem in Abbildung 1–3 illustrierten Beispiel kann also eine entlang der Längsachse des Zahnes wirkende, kranial gerichtete Kraft von

25 g mit gleichem Erfolg an der Schneidekante oder, wäre das möglich, sogar am Apex angreifen. Eine Kraft ist daher entlang ihrer Wirklinie verschiebbar, ohne daß eine Änderung des Effektes auftritt: Kräfte sind linienflüchtig.

= Intrusion

1.1.3
Starre Körper

Ein Körper, der seine Form unter dem Einfluß von Kräften nicht ändert, ist ein starrer Körper. Nach dieser Definition kann man Zähne als starre Körper betrachten. Kräfte, die einen Körper durch Dehnen zu elongieren versuchen, nennt man Zugkräfte. Kräfte, die einen Körper durch Stauchen komprimieren, nennt man Druckkräfte (Abbildung 1–4). Man beachte, daß die Wirklinie der Kraft in beiden Fällen die gleichen Richtungen aufweisen (d. h. entlang der Längsachse), der Richtungssinn (Pfeilspitze) im ersten Fall positiv, im zweiten Fall negativ gerichtet ist.

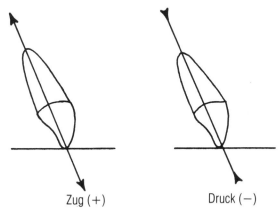

Zug (+)   Druck (−)

Abbildung 1–4:
Druck- und Zugkraft.

1.1.4
Masse und Gewicht

Jedes Materialpartikel im Universum besitzt Masse. Die Masse jedes Körpers ist die Menge der in ihm enthaltenen Materie. Ein oberer erster Molar besitzt z. B. eine größere Masse als ein unterer Schneidezahn, er ist auch schwerer. Man kann die Größe der Masse dieser Zähne durch Wiegen ermitteln, denn Masse und Gewicht sind zwar nicht gleich, aber proportional.

1.1.5
Der Schwerpunkt

Viele Körper verhalten sich so, als wäre ihre Masse auf einen einzigen Punkt konzentriert. Befände man sich z. B. eines Tages im Weltraum auf einem kleinen Raumspaziergang und träfe auf eine große Schachtel, die man aus dem Weg stoßen wollte, so könnte man das auf verschiedene Arten tun. Man könnte sie an einer ihrer Ecken anstoßen, und sie würde sich um sich selbst drehend wegbewegen. Man

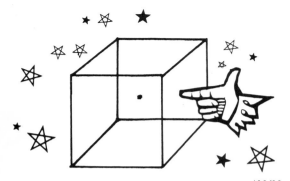
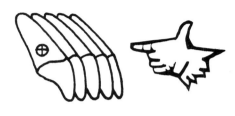

Abbildung 1–5:
Schwerpunkt und Widerstandszentrum.

könnte sie in der Linie ihres Schwerpunktes anstoßen, und sie würde sich ohne Drehbewegung geradlinig fortbewegen. Die Schachtel würde eine Translation ausführen, d. h. alle ihre Punkte würden sich auf Parallelen bewegen. Die Schachtel würde sich verhalten, als ob ihre gesamte Masse in diesem einzigen Punkt, ihrem Schwerpunkt, konzentriert wäre (Abbildung 1–5). In der Praxis bedeutet das, daß man das Verhalten eines jeden Körpers im Raum vorhersagen kann, wenn man die Lage der Kräfte zum Schwerpunkt kennt.

1.1.6
Das Widerstandszentrum
Auf der Erde sind Körper jedoch vielen verschiedenen äußeren Kräften gleichzeitig ausgesetzt: Das gilt z. B. auch für einen Zahn in seiner Alveole, auf den äußere Kräfte (Zwangskräfte) wirken. Läßt man auf ihn eine Kraft einwirken, so ist das Ergebnis nicht nur durch die Funktion seiner eigenen Charakteristika (Masse, Form usw.), sondern auch durch die Charakteristika seiner ihn umgebenden Zwangskräfte (periodontale Ligamente, Blutgefäße, Knochen, Bindegewebe usw.) bestimmt. Im Weltraum könnte man die besten kieferorthopädischen Apparaturen des Universums entwerfen, wenn man das auf einen einzelnen, freistehenden Zahn wirkende Kräftesystem und dessen Relation zum Schwerpunkt bestimmen könnte. Im Mund existiert jedoch eine Reihe von einzigartigen Einflüssen, die die Position des Schwerpunktes leicht verändern. Dieses neue Zentrum wird zutreffender „Widerstandszentrum" (W_z) genannt und ist vom Begriff her identisch mit dem Schwerpunkt im Weltraum, d. h., die gesamte Masse dieses Zahnes kann in diesem einen Punkt konzentriert werden. Eine andere, vielleicht leichter zu verstehende Definition lautet, daß dieses Widerstandszentrum jener Punkt eines Körpers (Zahnes) ist, an dem eine Einzelkraft eine Translation bewirkt, d. h., alle Punkte des Zahnes würden sich auf Parallelen bewegen.

1.1.7
Das Freikörperbild
Ein Freikörperbild ist eine einfache Skizze, die alle auf einen Körper wirkenden Kräfte darstellt. Im Praxisalltag könnte man z. B. die von einem okzipitalen Headgear (500 g) bewirkte Retrusivkraft R und die Intrusivkraft I errechnen wollen. Ein Freikörperbild wie in Abbildung 1–6 zeigt alle bekannten oder vorausgesetzten Kräfte.

Wirklinie, Richtung und Richtungssinn jeder Kraft – bekannt oder angenommen – werden dargestellt. Die Vektoren der unbekannten Retrusions- und Intrusionskräfte sind gestrichelt und nicht maßstabsgetreu dargestellt, um sie von der bekannten Kraft (500 g) des okzipitalen Headgears zu unterscheiden. Das Freikörperbild erleichtert die Visualisierung der verschiedenen Kräfte und ihrer Beziehung zueinander. Es sollte der erste Schritt bei der Lösung eines jeden mechanischen Problems sein.

Nun kann man die unbekannten Kräfte leicht berechnen, denn sie werden zu Unbekannten in einem rechtwinkeligen Dreieck. Die Summe aller Winkel eines Dreiecks ist 180°. In einem rechtwinkeligen Dreieck ist einer dieser Winkel 90° (Abbildung 1–7). Die algebraischen Gleichungen lauten:

$$\alpha + \beta + 90° = 180°$$
$$\alpha + \beta = 90°$$

Die Winkel α und β sind komplementär, ihre Summe ergibt 90°. Das in Abbildung 1–8 darge-

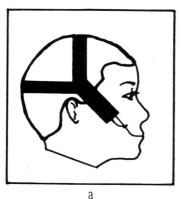

a

K = 500 g

bekannte
Kraft

R

b

Abbildung 1–6:
Freikörperbild eines okzipitalen Headgears.

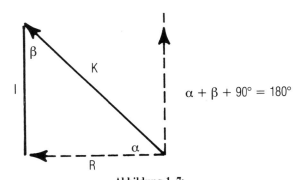

$$\alpha + \beta + 90° = 180°$$

Abbildung 1–7:
Auflösung einer Einzelkraft in zwei Komponenten.

stellte rechtwinkelige Dreieck zeigt die Beziehungen der Winkel zu den Seiten des Dreiecks auf.

Die Auflösung der Kraft (500 g) erfolgt durch ihre Zerlegung in zwei oder mehrere Teile, die man die Komponenten dieser Kraft nennt. Man kann die Längen der Seiten dieses rechtwinkeligen Dreiecks leicht berechnen. Da die vom Headgear abgegebene Kraft 500 g beträgt und die Wirklinie der Kraft die Linie R, die parallel zur Okklusionsebene ist, in einem Winkel von 35° schneidet, ist die Retrusionskraft R eine Kosinusfunktion von 35°. Daher gilt:

$$\cos 35° = \frac{R}{K}$$

und für R: R = cos 35° × K;
R = 0,8192 × 500; R = 409,6 g.

Aus dem Einheitsdreieck ersieht man, daß die Intrusionskraft I eine Sinusfunktion von 35° ist. Daher gilt:

$$\sin 35° = \frac{I}{K}$$

Daraus folgt für I: I = sin 35° × 500;
I = 0,5736 × 500; I = 286,8 g.

Die Kraft K wurde so in zwei Komponenten zerlegt: In eine horizontale Retrusionskraft von 409,6 g und in eine vertikale Intrusionskraft von 286,8 g. Diese 500 g Kraft wird auch „Resultante" genannt, da ihre Wirkung einer am selben Punkt angreifenden Intrusionskraft von 286,8 g und einer Retrusionskraft von 409,6 g entspricht. Der Summenvektor aller Komponenten einer Kraft muß immer gleich der Resultanten sein.

Das war ein Beispiel für in einer Ebene wirkenden Kräfte, d. h., alle auf einen Körper wirkenden Kräfte liegen auf einer Ebene (z. B. auf einem Blatt Papier). Man spricht auch von einer „ebenen Kräftegruppe". Wirken Kräfte nicht nur auf einer einzelnen Ebene, so nennt man sie eine „nicht ebene Kräftegruppe". Kräftesysteme können außerdem in zentrale oder allgemeine Kräftesysteme eingeteilt werden, je nachdem ob sich die Wirklinien der Kräfte in einem Punkt schneiden oder nicht (Abbildung 1–9).

In einem zentralen Kräftesystem werden die Kräfte durch Größe, Richtung und Richtungssinn bestimmt, in einem allgemeinen Kräftesystem, wie es in der Kieferorthopädie in den meisten Fällen vorkommt, zusätzlich durch die Lagebeziehung der Einzelkräfte zueinander.

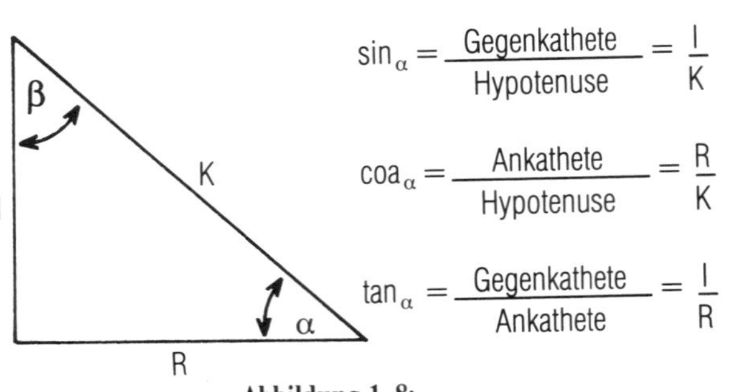

$$\sin_\alpha = \frac{\text{Gegenkathete}}{\text{Hypotenuse}} = \frac{I}{K}$$

$$coa_\alpha = \frac{\text{Ankathete}}{\text{Hypotenuse}} = \frac{R}{K}$$

$$\tan_\alpha = \frac{\text{Gegenkathete}}{\text{Ankathete}} = \frac{I}{R}$$

Abbildung 1–8:
Winkelfunktionen.

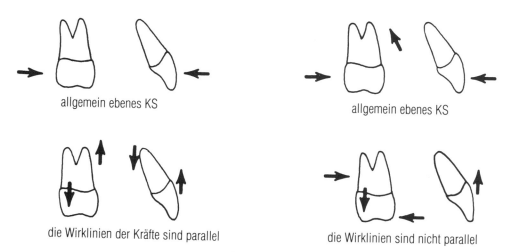

Abbildung 1–9:
Allgemeine und zentrale Kräftesysteme.

1.2
Gleichgewicht ebener, zentraler Kräftesysteme

Wie gezeigt wurde, ist die Resultante eines Kräftesystems das einfachste Kräftesystem, auf das eine gegebene Kräftegruppe unter Beibehaltung derselben Wirkung auf den Körper – in unserem Beispiel ein Zahn – reduziert werden kann. Wenn mich jedoch jemand, um ein anderes Beispiel anzuführen, mit einer Kraft von einer Million Kilogramm nach links drückt und jemand anderer mit einer Kraft von einer Million Kilogramm nach rechts, so sollte ich mich eigentlich überhaupt nicht von der Stelle bewegen, sollte ich (doch . . . siehe „Mus", Abbildung 1–10).

Daraus folgt also: Wirkt ein zweites Kräftesystem auf denselben Körper in entgegengesetzter Richtung ein, so befindet sich dieser Körper im Ruhe- oder Gleichgewichtszustand.

Folgende Aussagen können für ein ebenes zentrales Kräftesystem im Gleichgewichtszustand gemacht werden:

Die Summe aller Kräfte in der x-Achse ergibt Null, es gilt: $\Sigma K_x = 0$.
Die Summe aller Kräfte in der y-Achse ergibt Null, es gilt: $\Sigma K_y = 0$.

Da in einem ebenen zentralen Kräftesystem die Wirklinien der Einzelkräfte in einem Punkt zusammentreffen, gibt es keine Tendenz, diesen Körper in Rotation zu versetzen. Bei dieser Art von Kräftesystemen gibt es nur zwei Gleichungen für die Gleichgewichtsbedingung $\Sigma K_x = 0$ und $\Sigma K_y = 0$ und daher nur zwei unbekannte Werte. Alle anderen unbekannten Werte müssen entweder abgeschätzt oder gemessen werden.

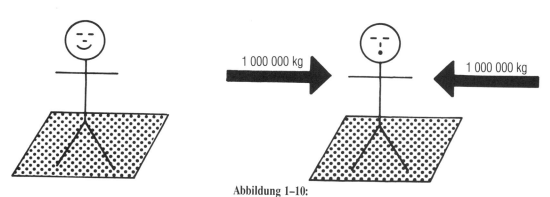

Abbildung 1–10:
Wirkung gleich großer, entgegengesetzt gerichteter Kräfte

Abbildung 1–11 zeigt einen Zahn, auf den eine Kraft von 150 g in lingualer oder negativer Richtung wirkt. Stellt der Punkt W_z das Widerstandszentrum des Zahnes dar, so entspricht Kräftesystem 1 genau dem Kräftesystem 2 im Widerstandszentrum. Die Einzelkraft an der Zahnkrone entspricht also einer Kraft und einem Drehmoment im Widerstandszentrum. Der Zahn wird rotieren und sich lingualwärts bewegen. Die Rotation um einen Punkt oder eine Linie wird durch das Drehmoment einer Kraft bewirkt. Die Größe dieses Drehmoments entspricht dem Produkt aus der Kraft und dem Normalabstand (in diesem Beispiel 11 mm) zwischen der Wirklinie der Kraft und dem Punkt der Linie, um den die Rotation stattfindet (in diesem Beispiel im Punkt W_z). Da die Kraft K in Gramm und die Entfernung d in mm gemessen wird, ergibt sich für das Drehmoment DM die Maßeinheit g-mm (in Abbildung 1–11 für den Zahn 11 × 150 = 1,650 g-mm).

1.3 Nomenklatur

Von nun an wird allen Drehmomenten, die eine Kronenbewegung in mesialer, labialer oder bukkaler Richtung bewirken, ein positiver Wert zugeordnet, und ein negativer, wenn sie eine distale oder linguale Kronenbewegung bewirken. Aus okklusaler Sicht, auch Sicht erster Ordnung genannt, bewirken positive Drehmomente eine linguale Rotation des Zahnes – mesiale Randleiste nach lingual, distale Randleiste nach bukkal – und negative Drehmomente eine bukkale Rotation. Im Zuge dieser Übereinkunft werden anterior, lateral oder extrusiv gerichtete Kräfte als „positiv", gegengerichtete Kräfte als „negativ" bezeichnet. Auf den Zahn in Abbildung 1–11 wirkt also ein Drehmoment von −150 × 11 = −1650 g-mm.

Das Drehmoment um einen gegebenen Punkt oder eine gegebene Linie oder um ein bestimmtes Widerstandszentrum) ist unabhängig von der Lage dieser Kraft auf ihrer Wirklinie, da der Hebelarm d nur vom Normalabstand zwischen Widerstandszentrum und der Wirklinie dieser Kraft abhängt. Diese Tatsache folgt aus der anfangs erwähnten Verschiebbarkeit von Kräften entlang ihrer Wirklinie. In der Mechanik der starren Körper, die in der Kieferorthopädie angewendet wird, kann eine Kraft an jedem beliebigen Punkt entlang ihrer Wirklinie ansetzen.

In einigen, und zwar in allgemeinen, nicht zentralen Kräftesystemen ist die Resultante der Einzelkräfte Null, d. h. $K_1 = K_2$; $\Sigma K_x = K_2 + (−K_1) = 0$, obwohl eine physikalische Wirkung erzeugt wird (Abbildung 1–12).

Die Beschreibung der Gleichgewichtsbedingungen in einem solchen System benötigt drei Gleichungen: $\Sigma K_x = 0$, $\Sigma K_y = 0$, $\Sigma DM = 0$. Das bedeutet, daß weder eine Zahnbewegung nach links oder rechts (positiv oder negativ), aufwärts oder abwärts stattfindet, daß aber eine Rotationstendenz vorhanden ist. Diese wird vom Drehmoment eines „Kräftepaares" verursacht. Zwei gleich große, entgegengesetzt wirkende Kräfte K_1 und K_2 mit dem Normalabstand d werden ein Kräftepaar genannt.

Das Drehmoment eines Kräftepaares ist gleich dem Produkt aus dem Betrag der Einzelkraft und dem Normalabstand d zwischen den beiden Kräften, d. h. K × d. Ein Kräftepaar wird auch als reines Drehmoment bezeichnet, weil es eine Rotation um das Widerstandszentrum eines Zahnes bewirkt, unabhängig von seinem Angriffspunkt am Zahn. Deshalb spricht man auch von „freien Vektoren". Das Kräftepaar in Abbildung 1–12 besitzt einen negativen Drehsinn, da sich die Krone in lingualer und die Wurzel in labialer Richtung bewegt. Für die

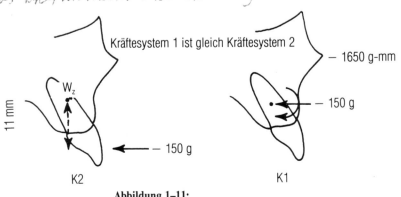

Kräftesystem 1 ist gleich Kräftesystem 2

11 mm

W_z

− 150 g

K2

Abbildung 1–11:
Drehmoment einer Einzelkraft.

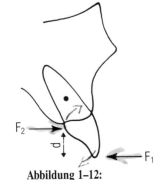

− 1650 g-mm

− 150 g

K1

F_2

d

F_1

Abbildung 1–12:
Reines Drehmoment oder Kräftepaar.

Herstellung eines Gleichgewichtszustands ($\Sigma DM = 0$) benötigt man ein zweites Kräftepaar gleicher Größe, das in entgegengesetzter Richtung, aber in der gleichen Ebene wirkt. Die Gleichgewichtsbedingung ist nur dann erfüllt, wenn einem $-DM$ ein $+DM$ zugeordnet werden kann, in diesem Fall (Abbildung 1–12) also ein zweites Kräftepaar mit positiver Drehrichtung und gleichem Aspekt, d. h. „Wirkebene". Und diese ist die Ebene des Papiers.

Die Kieferorthopädie arbeitet aber nicht nur in einer Ebene, sondern im Raum (x-, y-, z-Achse). Die dritte Dimension, die z-Achse kommt senkrecht aus der „Papierebene" heraus, und auch hier gelten die vorher beschriebenen Gleichgewichtsbedingungen $\Sigma K_z = 0$). All diese Gleichungen erlauben Aussagen darüber, welcher Gleichgewichtszustand beim Einsetzen einer kieferorthopädischen Mechanik existiert. Erst dadurch erkennt man erwünschte und unerwünschte Kräftesysteme. Das ist einer der Gründe, warum die segmentierte Bogentechnik für die Behandlung von Malokklusionen in so großem Maße geeignet ist: Sie ermöglicht die Identifizierung spezifischer Gleichgewichtszustände in und zwischen Zahngruppen, die dadurch statisch bestimmbar werden. Auf der anderen Seite ist es aber wie z. B. bei der Verwendung von durchlaufenden Bögen unmöglich, alle Gleichungen des Gleichgewichtszustands im Zahnbogen zu erkennen. Dieses System ist also statisch nicht bestimmbar, genaue Vorhersagen über Zahnbewegungen können nicht getroffen werden.

1.4
Formen der Zahnbewegung

Die folgenden Zahnbewegungen werden mittels Identifizierung des jeweiligen Rotationszentrums C_{Rot} genauer beschrieben.

1.4.1
Unkontrolliertes Kippen

Unkontrolliertes Kippen ist die Bewegung eines Zahnes um ein Rotationszentrum, das apikaler, aber sehr nahe beim Widerstandszentrum des Zahnes liegt (Abbildung 1–13a).

Wirkt eine Einzelkraft auf die Krone, so bewegt sich die Krone in die eine Richtung, die Wurzel aber in die entgegengesetzte Richtung. Unkontrolliertes Kippen kann in jeder Ebene stattfinden. Abbildung 1–13a zeigt eine Seitenansicht. Natürlich gibt es unkontrolliertes Kippen auch in der Frontalsicht, nämlich in mesiodistaler Richtung.

1.4.2
Kontrolliertes Kippen

Kontrolliertes Kippen ist das Kippen eines Zahnes um ein am Apex gelegenes Rotationszentrum (Abbildung 1–13b). Eine Kraft und ein Drehmoment wirken auf die Krone, wobei das Drehmoment die Wurzel an einer Gegenbewegung hindert. Wie beim unkontrollierten Kippen kommt diese Zahnbewegung in allen Ebenen vor. Die Indikation zum kontrollierten Kippen ist häufig bei der Kl. II/1 gegeben, da sich dabei die Oberkieferfrontzähne achsengerecht einstellen. Der Apex bleibt dabei „in situ" (Rotationszentrum).

1.4.3
Wurzeltorque

Wurzeltorque ist die Rotation eines Zahnes um ein Rotationszentrum an oder im Bereich seiner Schneidekante (Abbildung 1–13c). Erwartungsgemäß muß während dieser Wurzelbewegung viel Knochensubstanz resorbiert werden, deswegen erfordert der Wurzeltorque viel Zeit.

1.4.4
Reine Intrusion oder Extrusion

Darunter versteht man eine Zahnbewegung in axialer Richtung mit einem Rotationszentrum im Unendlichen. Sie ist eine Translation entlang der Zahnachse (Abbildung 1–13d).

1.4.5
Reine Rotation

Eine reine Rotation ist die Bewegung eines Zahnes um sein Widerstandszentrum (Abbildung 1–13e). Krone und Wurzel bewegen sich in gegensätzlichen Richtungen. Bei Rotation in Okklusalsicht (Sicht erster Ordnung) entspricht das Rotationszentrum der Längsachse des Zahnes.

1.4.6
Translation

Bei Translation eines Zahnes befindet sich das Rotationszentrum im Unendlichen (Abbildung 1–13f). Der ganze Zahn bewegt sich parallel zur Kraftrichtung. In Okklusalsicht resultiert eine Translation in einer Parallelverschiebung des ganzen Zahnes, wobei sich alle Punkte der Krone parallel zur Wirklinie der Kraft bewegen.

Diese Zahnbewegungen werden als Bewegungen eines Einzelzahns beschrieben. Man beachte, daß sich eine Gruppe von Zähnen, die so fest miteinander verbunden sind, als wären ihre Kronen aneinander zementiert, ebenfalls auf die oben beschriebenen Arten um ein Rotationszentrum bewegen können. Zum Beispiel

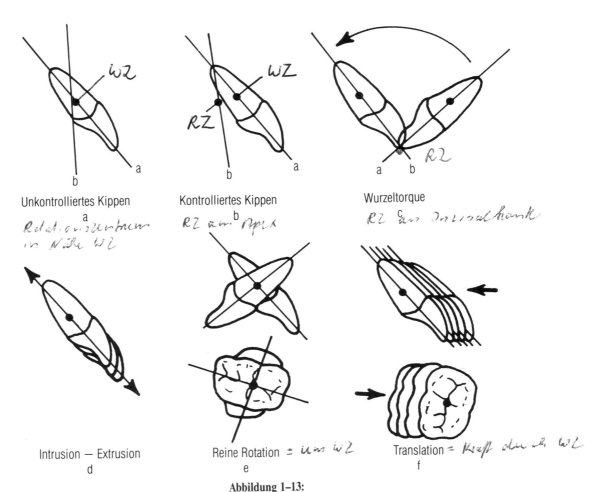

Abbildung 1–13:
Formen der Zahnbewegung. Erläuterungen der Teilabbildungen siehe Text.

kann man eine „von Eckzahn zu Eckzahn verblockte" Zahngruppe wie in Abbildung 1–14 als einen großen, vielwurzeligen Zahn betrachten, wenn ein starker Draht 0,45 mm x 0,63 mm oder mehr) zur Stabilisierung des Segmentes verwendet wird. Das gilt auch für jedes andere auf ähnliche Weise verbundene bukkale Segment. Jeder derart aufgeteilte Zahnbogen besteht eigentlich aus drei „großen Zähnen", und es ist sofort zu erkennen, wie die mechanischen

Überlegungen durch diese „En-bloc"-Behandlung von Zähnen vereinfacht werden können.

Diese verschiedenen Formen von Zahnbewegungen werden nur selten, wie vorher beschrieben, als Einzelbewegung durchgeführt. Das wäre der Idealfall. Aus verschiedenen Gründen können Zähne in den verschiedenen Stadien ihres Weges von A nach B verschiedene Rotationszentren besitzen. Manchmal werden Zähne aus „mechanischer Zweckmäßigkeit"

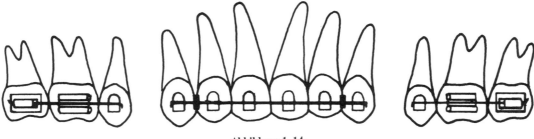

Abbildung 1–14:
„Drei große, vielwurzelige Zähne".

in eine der erwünschten genau entgegengesetzte Richtung bewegt. So werden z. B. bei manchen Patienten mit Kl. II/2 die oberen Schneidezähne zuerst protrudiert, also in eine Kl. II/1 umgewandelt. Erst dann erfolgt eine etwaige Retraktion. Das bedeutet schlicht „einen Umweg zu machen". Mit Rücksicht auf das Behandlungsziel, die Verankerung, die Zahngesundheit, die Schmerzschwelle, das Vermeiden von Wurzelspitzenresorptionen und die Höhe des Alveolarkamms usw. stellt sich die Aufgabe, die Behandlung mit „Umwegen" so weit als möglich zu vermeiden. Das geschieht durch:
— Genaue Kenntnis der erforderlichen Zahnbewegung (korrektes Rotationszentrum),

— Kenntnis des Kräftesystems zur Erzeugung des erwünschten Rotationszentrums,
— Darstellen des Gleichgewichtszustands,
— Herstellen der geeigneten Mechanik,
— Richtiges Einbiegen der Voraktivierungen.

1.5 Kontrollierte Zahnbewegung

Die Kontrolle über kieferorthopädische Zahnbewegung zu besitzen, bedeutet Kontrolle über die Rotationszentren der beteiligten Zähne zu haben. Die zwei „Arzneimittel", die dem Kieferorthopäden hier zur Verfügung stehen, heißen Kraft und Drehmoment. Durch ihre

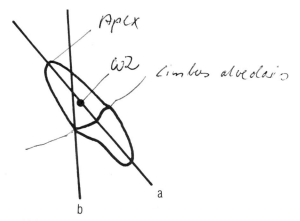

Unkontrolliertes Kippen

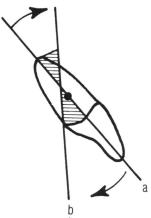

Schematische Darstellung der Druckverteilung im Desmodont
b

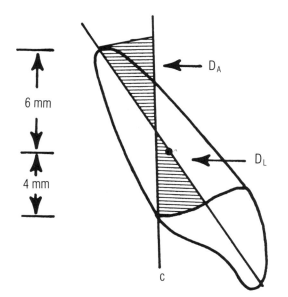

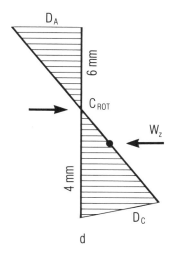

Abbildung 1–15:
Schematische Darstellung der Druckverteilung im Desmodont. Erläuterungen zu den Teilabbildungen siehe Text.

richtige „Dosierung" erreicht man den gewünschten Typus der Zahnbewegung. Präziser ausgedrückt: die Verteilung der Druckkräfte im Zahnhalteapparat wird durch das Verhältnis von Drehmoment zu Kraft im Widerstandszentrum bestimmt. Noch einmal! Dadurch erst wird eine bestimmte Bewegungsart eines Zahnes oder einer Gruppe fest verblockter Zähne ermöglicht. Bekannt ist, daß Knochen im Bereich von einem einer Druckbelastung ausgesetzten Desmodont resorbiert wird. Ist das Desmodont aber einer Zugbelastung ausgesetzt, wird im umgebenden Knochen neuer Knochen gebildet. Die Druckbelastung im Desmodont, wie sie beim Kippen eines Zahnes von A nach B vorkommt (Abbildung 1–15a – unkontrolliertes Kippen), ist in Abbildung 1–15b schematisch dargestellt. Ist die Druckbelastung proportional der Zugbelastung und gilt

$$\text{Zugbelastung} = \frac{\text{Längenänderung der Faserbündel im Desmodont}}{\text{ursprüngliche Länge der Faserbündel im Desmodont}}$$

also $Z = \dfrac{\Delta L}{L}$

dann ist auch die Druckbelastung proportional der Änderung der Länge der Faserbündel.

Abbildung 1–15b illustriert ausgehend vom Rotationszentrum sowohl in Richtung Apex als auch in Richtung Krone die beinahe spiegelbildliche Druckzunahme. Das Widerstandszentrum – nicht das Rotationszentrum – befindet sich bei ungefähr 2/5 h, wobei h für die Länge der vom Knochen umschlossenen Wurzel steht, apikalwärts vom Limbus alveolaris gemessen. Abbildung 1–15c verdeutlicht, daß das Druckniveau im Limbus alveolaris (D_C) und das Druckniveau am Apex (D_A) mit Hilfe ähnlicher Dreiecke in Beziehung zueinander gesetzt werden können. Es gilt

$$D_A : 6 = D_C : 4$$
$$D_C = 4 : 6 \times D_A = 2/3\ D_A$$

Das bedeutet, daß unabhängig von der Zahnform oder Länge für diese Art der Bewegung (hier unkontrolliertes Kippen) die Druckbelastung am Apex größer als am Limbus alveolaris ist. Im Rotationszentrum ist das Druckniveau definitionsgemäß gleich Null. Es wundert also nicht, daß es beim unkontrollierten Kippen mit seinem hohen Druckniveau zu Wurzelresorption und Knochenabbau im Bereich des Alveolarkamms kommt.

Durch Beeinflussung der Drehmoment-zu-Kraft-Relation im Widerstandszentrum kann man jedoch eine andere Druckverteilung und andere Rotationszentren produzieren. Wie bereits erwähnt, ist das Widerstandszentrum ein physikalisches Merkmal eines Zahnes. Es hängt von seiner Masse und den ihn umgebenden Zwangskräften (Desmodont, Blutgefäße, Knochenelastizität usw.) ab. Die Begriffe Widerstandszentrum und Rotationszentrum müssen streng getrennt werden. Das Widerstandszentrum ist vorgegeben, das Rotationszentrum wird erzeugt. Sie sind nur dann identisch, wenn ein reines Drehmoment (ein Kräftepaar) auf den Zahn wirkt. Das Widerstandszentrum kann auch noch auf andere Art und Weise definiert werden: Es ist jener Punkt, an dem eine ansetzende Einzelkraft eine Translation bewirkt (Abbildung 1–16), d. h., wo sich alle Punkte des Zahnes auf Parallelen bewegen. Während einer Translation findet eine gleichmäßige Längenveränderung der Faserbündel im Desmodont entlang der ganzen Wurzellänge statt, und bei gleichmäßigem Zug ($\Delta L/L$) tritt auch eine gleichmäßige Druckbelastung entlang der ganzen Länge der Wurzel auf. Liegt das Rotationszentrum im Unendlichen (∞), spricht man von Translation.

Die beiden soeben beschriebenen Formen der Zahnbewegung (unkontrolliertes Kippen und Translation) befinden sich an annähernd diametralen Stellen des Spektrums kieferorthopädischer Zahnbewegungen. Alle anderen Formen, ausgenommen Intrusion und Extrusion, werden durch Ändern des Ausmaßes in unkon-

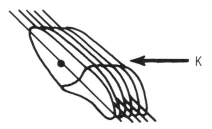

Abbildung 1–16:
Translation, bewirkt durch eine Einzelkraft im Widerstandszentrum.

trolliertem Kippen gegenüber der Translation erzeugt.

Dargelegt wurde, wie unterschiedliche, am Widerstandszentrum angreifende Drehmoment-zu-Kraft-Relationen jeweils andere Rotationszentren erzeugen. Daher setzt das Erreichen einer bestimmten Zahnbewegung die genaue Kenntnis des dazu erforderlichen Kräftesystems im Widerstandszentrum des Zahnes voraus.

1.6
Kräftesystem im Widerstandszentrum

Man kann die Druckverteilung im Desmodont mit Hilfe eines „Strichdiagramms" schematisieren und zeigen, wie sich die Längsachse eines

Zahnes unter dem Einfluß eines gedachten Kräftesystems verändert. Diese Längsachse wird durch eine gerade Linie dargestellt. Z steht für Zugzone in der Alveole und D für die Druckzone. Die Druckbelastung ist am Kreuzungs- oder Schnittpunkt der Linien am geringsten (= 0) und bei ihrem Maximalabstand am größten.

Wirkt eine Einzelkraft im Widerstandszentrum eines Zahnes, so vollführt der Zahn auf seinem Weg von Position 1 zu Position 4 eine Translation (Abbildung 1–17a). Dabei entsteht im Desmodont eine gleichmäßige Druckzone entlang der ganzen Wurzel (Abbildung 1–17c), und das Rotationszentrum liegt im Unendlichen. Wirkt auf den Zahn aber ein Kräftepaar (Abbildung 1–17b), so wird er einer „reinen Rotation" unterworfen ($W_z = C_{Rot}$). Krone und

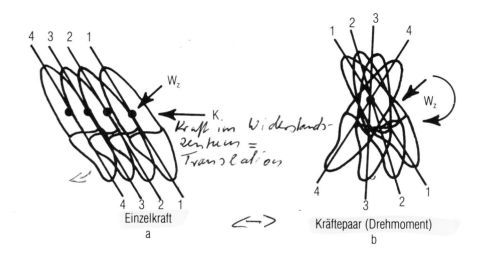

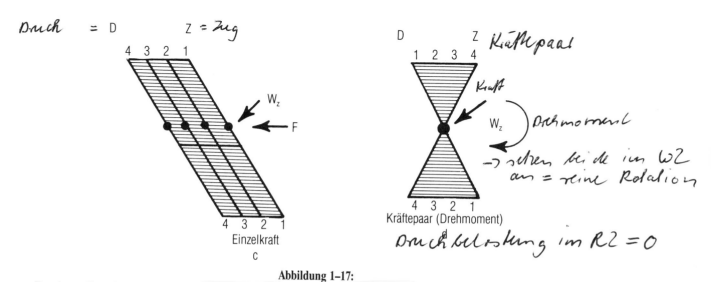

Abbildung 1–17:
Druckverteilung im Desmodont bei Translation (a, c) und reiner Rotation (b, d). Erläuterungen zu den Teilabbildungen siehe Text.

Wurzelspitze bewegen sich von ihrer jeweiligen „Startposition" (1) zu ihrer jeweiligen Endposition (4). Die Druckbelastung im Desmodont ist im Rotationszentrum gleich Null und im Apexbereich und am Limbus alveolaris am höchsten (Abbildung 1–17d).

Verschiedene Rotationszentren können also durch Variieren der Drehmoment-zu-Kraft-Relation im Widerstandszentrum erzeugt werden. Des weiteren steht fest, daß eine im Widerstandszentrum ansetzende Kraft eine Translation in der Kraftrichtung unabhängig von der ursprünglichen Stellung des Zahnes bewirkt.

Zur Illustration: Für kontrolliertes Kippen ist ein Rotationszentrum im Apex erforderlich. Zuerst bestimmt man die Richtung des Drehmoments, in unserem Fall ist sie negativ (Krone lingual, Wurzel labial – Abbildung 1–18a). (Cave! Beschrieben wird das Kräftesystem im Widerstandszentrum. Welches an der Krone, am Bracket wirken muß, ist unterschiedlich und wird später beschrieben.) Um die Wurzelspitze am „Labialwandern" und Durchbrechen der Kortikalis zu hindern, ist zusätzlich eine negative Kraft erforderlich (Abbildung 1–18b). Das Rotationszentrum liegt im Schema am Schnittpunkt der zwei Achsen, wo das Druckniveau Null ist (Abbildung 1–18c). Um dieses Rotationszentrum erzeugen zu können, benötigt man also eine negative Kraft und ein negatives Drehmoment im Widerstandszentrum. Dieses Verhältnis zwischen Drehmoment zu Kraft ist von entscheidender Bedeutung für das Erzeugen dieses Rotationszentrums. Andere Rotationszentren werden durch Änderungen entweder des „Zählers" oder des „Nenners" erzeugt. Eine Vergrößerung oder Verstärkung des Drehmoments in Abbildung 1–18c bewirkt z. B. bei gleichgroßer Kraft einen größeren Drehmoment-zu-Kraft-Quotienten, wie in Abbildung 1–19 dargestellt, und das Rotationszentrum rückt inzisalwärts wie beim unkontrollierten Kippen. (Man beachte die unterschiedlichen Achsenkreuzungspunkte in Abbildung 1–19c und 1–18c.) Wäre andererseits die Kraft Null und nur mehr das Drehmoment wirksam, so wäre das Rotationszentrum identisch mit dem Widerstandszentrum wie in Abbildung 1–18a.

Bei gleich großem Drehmoment bewirkt eine Kraftzunahme einen kleineren Drehmoment-zu-Kraft-Quotienten und damit eine Verschiebung des Rotationszentrums gegen das Unendliche wie bei der Translation (Abbildung 1–20). (Man beachte die unterschiedlichen Achsenkreuzungspunkte in Abbildung 1–19c und 1–20c.) Das Rotationszentrum wandert mit zunehmender Kraftgröße in apikaler Richtung.

Und noch einmal: wird das Drehmoment Null und wirkt nur mehr die Einzelkraft im Widerstandszentrum, läge das Rotationszentrum im Unendlichen wie in Abbildung 1–20b. Leider kann man nicht direkt am Widerstandszentrum eines Zahnes angreifen, es sei denn, man hätte außergewöhnliche Patienten mit extrem hoher Schmerztoleranz. (Das Widerstandszentrum liegt ja ungefähr im zweiten Fünftel der vom Knochen umgebenen Wurzel, vom Alveolarkamm gemessen.) Der Kieferorthopäde muß einen Weg finden, gleiche oder äquivalente Kräftesysteme an der Krone (genaugenommen am Bracket) zu erzeugen. Zwei Kräftesysteme, eines an der Krone des Zahnes, eines an seinem Widerstandszentrum, sind dann äquivalent, wenn sie denselben Effekt auf den Zahn haben. Im folgenden wird der Zusammenhang äquivalenter Kräftesysteme besprochen.

1.7 Äquivalente Kräftesysteme

Es ist praktisch nicht möglich, Kräfte und Drehmomente am Widerstandszentrum von Zähnen anzusetzen, weil es einen Patienten mit so großer Schmerztoleranz nicht geben wird. Es kann jedoch ein äquivalentes Kräftesystem am Zahn (am Bracket oder am Hilfsröhrchen) angewendet werden. Für das Kräftesystem am Widerstandszentrum eines Zahnes, genannt System 1, und das Kräftesystem am Bracket, genannt System 2, kann man folgende Aussagen treffen, wenn diese beiden Kräftesysteme äquivalent sind:

$\Sigma K_{x1} = \Sigma K_{x2}$: Die Summe aller Kräfte in der x-Achse von System 1 ist gleich der Summe aller Kräfte in der x-Achse von System 2.
Und analog:
$$\Sigma K_{y1} = \Sigma K_{y2}$$
$$\Sigma K_{z1} = \Sigma K_{z2}$$
$$\Sigma DM_1 = \Sigma DM_2$$

Der Begriff „Kräfteäquivalenz" soll am Beispiel der Translation demonstriert werden. Bekanntlich wirkt bei einer Translation eine Einzelkraft am Widerstandszentrum eines Zahnes (Abbildung 1–21a). Bei einem Zahn mit den in Abbildung 1–21 dargestellten Dimensionen kann man das Widerstandszentrum bei ungefähr 0,4 h annehmen, wobei h die Länge der vom Knochen umgebenen Wurzel ist, d. h. h = 0,4 × 12 = 4,8 mm. Addiert zur Entfernung Bracket-Schmelz-Zementgrenze (5 mm) ergibt das einen Abstand von ca. 9,8 mm zwischen Bracket und Widerstandszentrum.

Der Zahn soll mit einer Kraft von 350 g parallel verschoben werden (Abbildung 1–21a). Welches Kräftesystem am Bracket (System 2)

Idealfall: Drehmoment + Kraftansatz im WZ, gleich groß, in KFO nicht möglich; DM/K → Ansatz → damit Verlagerung des Rotationszentrums → Kontrolle die Kippung, Drehmoment...schaltung

Rotationszentrum = Schnittpunkt der Achsen

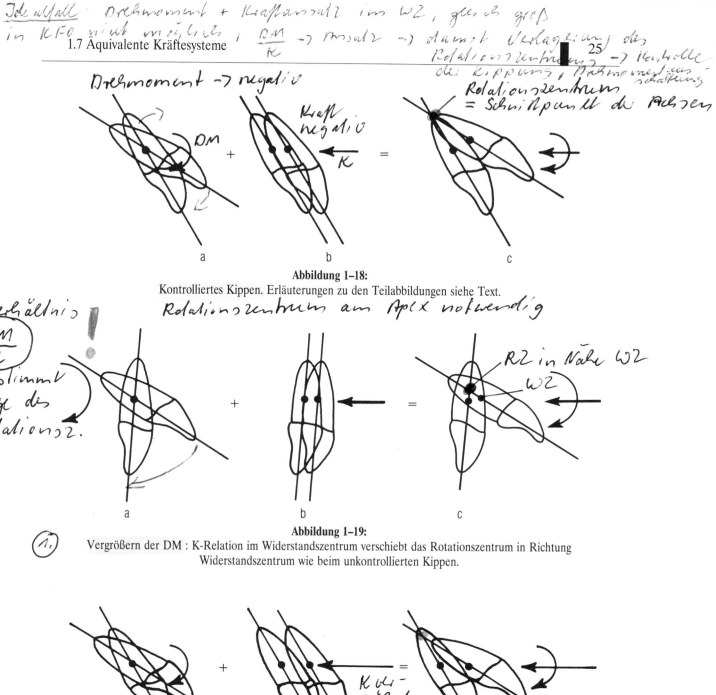

Drehmoment → negativ

DM

Kraft negativ

K

Abbildung 1–18:
Kontrolliertes Kippen. Erläuterungen zu den Teilabbildungen siehe Text.

Rotationszentrum am Apex notwendig

Verhältnis DM/K bestimmt Lage des Rotationsz.

RZ in Nähe WZ

WZ

Abbildung 1–19:
Vergrößern der DM : K-Relation im Widerstandszentrum verschiebt das Rotationszentrum in Richtung Widerstandszentrum wie beim unkontrollierten Kippen.

1.

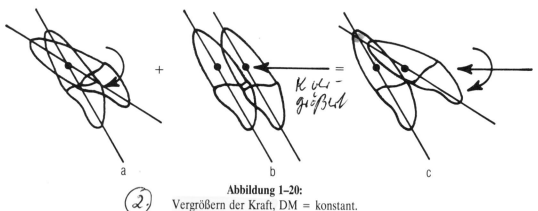

K vergrößert

Abbildung 1–20:
Vergrößern der Kraft, DM = konstant.

2.

wäre nun äquivalent zur Kraft am Widerstandszentrum des Zahnes (System 1)? Da für äquivalente Kräftesysteme $\Sigma K_{x1} = \Sigma K_{x2}$ gilt, ergibt sich, daß die im System 1 (Widerstandszentrum) benötigte Kraft von 350 g auch im System 2 (also am Bracket) erforderlich ist. In diesem Beispiel sind in der y- oder z-Achse kei-

ne Kräfte beteiligt. Nicht zu vergessen sind aber die Drehmomente. 350 g in System 2 wirken 9,8 mm vom Widerstandszentrum entfernt und erzeugen ein negatives Drehmoment von 3 430 g-mm (9,8 mm × 350 g), das die Krone in lingualer und die Wurzel in labialer Richtung bewegen will. Wie die Gesetze über äquivalente Kräftesysteme aussagen, gilt $\Sigma DM_1 = \Sigma DM_2$. Da die Summe der Drehmomente von System 1 für die Translation gleich Null sein muß ($\Sigma DM_1 = 0$), muß auch die Summe der Drehmomente von ΣDM_2 gleich Null sein. Am Bracket braucht man folglich ein positives Drehmoment von 3 430 g-mm, so daß $-3\,430 + (+3\,430) = 0$ ergibt. Man muß also am Bracket ein positives 3 430 g-mm-Drehmoment hinzufügen, das auf die Wurzeln in lingualer und auf die Krone in labialer Richtung einwirkt (Abbildung 1–21b). Die am Widerstandszentrum erwünschte 350-g-Kraft für eine Translation des Zahnes von A nach B ist also genau äquivalent einer 350-g-Kraft plus einem $+3\,430$-g-mm-Drehmoment am Bracket.

Welches Kräftesystem müßte man am Bracket ansetzen, sollte derselbe Zahn um seine Schneidekante rotieren (Wurzelbewegung wie in Abbildung 1–22)? Zuerst muß das am Widerstandszentrum nötige Kräftesystem bestimmt werden. Benützte man lediglich ein Drehmoment am Widerstandszentrum, so würde die Krone labial und die Wurzel palatinal wandern (wie in Abbildung 23a). Da sich das Rotationszentrum zur Schneidekante bewegen soll, braucht man eine linguale (negative) Kraft am Widerstandszentrum (wie in Abbildung 1–23b). Um also eine Wurzelbewegung zu erzeugen, be-

nötigt man eine negative Kraft und ein positives Drehmoment am Widerstandszentrum. Um keinen Verankerungsverlust in den bukkalen Segmenten zu erleiden, ist es manchmal wünschenswert, das Kraftniveau unter 300 g zu halten. Welches Kräftesystem am Bracket wäre dann dem Kräftesystem am Widerstandszentrum gleichwertig?

Um ein Rotationszentrum an der Schneidekante zu erzeugen, ist eine negative Kraft und ein positives Drehmoment am Widerstandszentrum erforderlich. Welches äquivalente Drehmoment-zu-Kraft-Verhältnis wirkt am Bracket? Der „typische" Zahn in Abbildung 1–22 hat ein Widerstandszentrum 9,8 mm apikal des Brakkets. Soll das Kraftniveau an den bukkalen Segmenten aus Verankerungsgründen etwa 300 g bleiben, folgt, daß eine negative, 9,8 mm vom Widerstandszentrum entfernt wirkende Kraft ein Drehmoment von $-9,8 \times 300\,\text{g} = -2\,940$ g-mm erzeugt. Für die erwünschte Zahn- bzw. Wurzelbewegung ist aber ein positives, kein negatives Drehmoment am Widerstandszentrum erforderlich. Deshalb muß am Bracket ein zusätzliches positives Drehmoment hinzugefügt werden. Könnte man ein Drehmoment von genau $+2\,940$ g-mm hinzufügen, würde aber eine reine Translation erzeugt werden. Die Drehmomente würden einander aufheben (DM : K = 0),

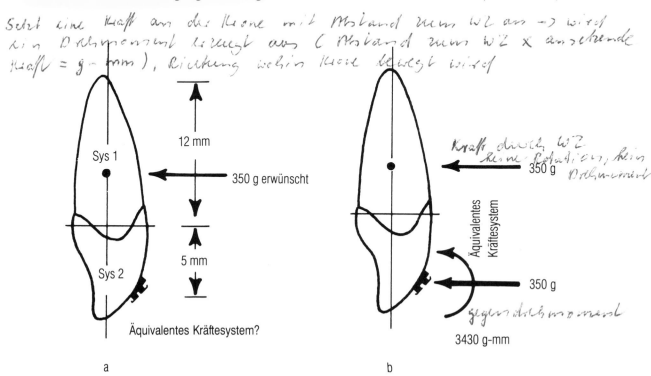

a   b

Abbildung 1–21:
Translation durch eine Einzelkraft im Widerstandszentrum und das am Bracket wirkende äquivalente Kräftesystem.
Erläuterungen zu den Teilabbildungen siehe Text.

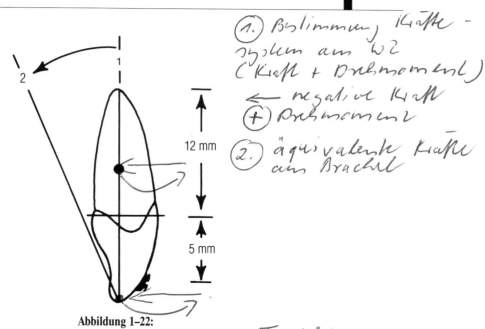

Abbildung 1–22:
Das Rotationszentrum liegt in der Schneidekante. = Torque

und eine reine negative Kraft würde auf das Widerstandszentrum wirken. Man braucht jedoch ein beträchtlich größeres Drehmoment am Bracket, um ein Rotationszentrum an der Schneidekante zu erzeugen. Bei einem positiven Drehmoment von 6 000 g-mm und einer negativen Kraft von 300 g ist das Drehmoment-zu-Kraft-Verhältnis 20 : 1. Es würde ein Rotationszentrum nahe des Brackets oder der Schneidekante entstehen (Abbildung 1–24). Es sollte klargeworden sein, daß dieses Drehmoment-zu-Kraft-Verhältnis entscheidend für die Bestimmung des Rotationszentrums, d. h. für die Bewegung eines Zahnes ist.

Ein weiteres Kriterium für die Erzeugung eines korrekten Drehmoment-zu-Kraft-Verhältnisses ist die Wurzellänge. Ein und dasselbe Drehmoment-zu-Kraft-Verhältnis hat je nach Abstand des Brackets vom Widerstandszentrum verschiedene Rotationszentren zur Folge. Bei langwurzeligen Zähnen liegt das Widerstandszentrum weiter vom Bracket entfernt als bei kurzwurzeligen, und daher muß das Drehmoment-zu-Kraft-Verhältnis für die Translation größer sein.

Das Drehmoment-zu-Kraft-Verhältnis wird vom Behandler bestimmt. Das gilt sowohl für Einzelzähne als auch für Segmente aus fest mit-

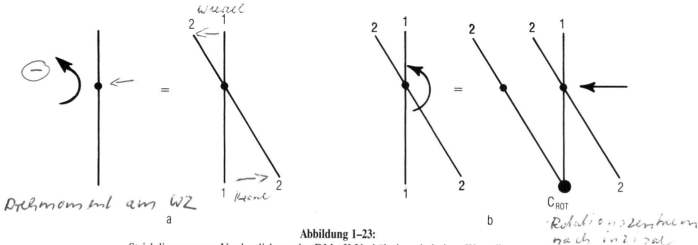

Abbildung 1–23:
Strichdiagramm zur Verdeutlichung des DM : K-Verhältnisses bei einer Wurzelbewegung.

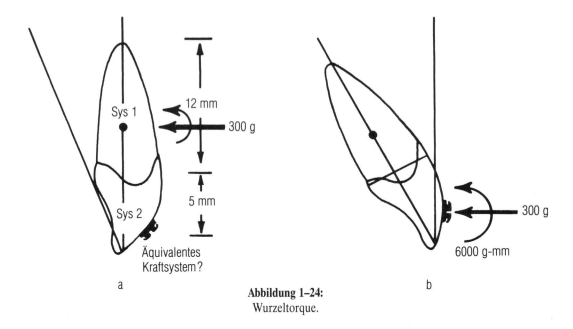

Abbildung 1–24:
Wurzeltorque.

einander verblockten Zähnen. Es gibt folgende Extremfälle:

Die Translation: Der Drehmoment-zu-Kraft-Quotient im Widerstandszentrum ist Null. Sowohl durch Vergrößern der Kraft als auch durch Verringerung des Drehmoments kann der Wert gegen Null wandern. Beides wird durch den Behandler bestimmt und bewirkt eine Translation. Man kann jedoch den Drehmoment-zu-Kraft-Quotienten nicht durch Kraftvergrößerung oder Verringerung am Bracket ändern, man arbeitet ja am Bracket, nicht am Widerstandszentrum, weil der Effekt der Kraft eine Funktion des Abstands zwischen Bracket und Widerstandszentrum ist. Trotzdem sind manche der Überzeugung, daß Translation nur durch starke Kräfte und Kippen oder Rotation nur durch leichte Kräfte bewirkt werden. Es ist entschieden besser, den Drehmoment-zu-Kraft-Quotienten durch Veränderung des Drehmoments am Bracket statt durch Veränderung der Kraftgröße zu beeinflussen; denn Drehmomente von Kräftepaaren sind freie Vektoren, und ihre Größe ist unabhängig von ihrem Abstand zum Widerstandszentrum. Soll

also der Drehmoment-zu-Kraft-Quotient im Widerstandszentrum verändert werden, so ist das Ändern der Drehmomentgröße am Bracket das Mittel der Wahl.

Reine Rotation: Der Drehmoment-zu-Kraft-Quotient am Widerstandszentrum liegt im Unendlichen. Ein Kräftepaar, das an irgendeinem Ort am Zahn angreift, erzeugt eine reine Rotation in der Wirkebene, da Kräftepaare (reine Drehmomente) freie Vektoren sind.

Unter der Annahme einer gleichbleibenden Kraftgröße kann man folgendermaßen die beste Kontrolle für das Drehmoment-zu-Kraft-Verhältnis erreichen:
— Bei Translation: Drehmoment am Bracket regulieren, wobei der benötigte Drehmomentwert K × d ist (d = Abstand zwischen Bracket und Widerstandszentrum).
— Bei kontrolliertem Kippen: das Drehmoment leicht reduzieren.
— Beim Wurzeltorque: mehr Drehmoment am Bracket (dabei muß die Krone am Platz gehalten werden, damit sie sich nicht mitbewegt).

2
Die segmentierte Bogentechnik

Für das Herstellen von Bögen oder Loops empfiehlt sich das Einhalten folgender Arbeitsschritte:
— Erfassen des Problems,
— Bestimmung des Rotationszentrums und der Rotationsrichtung,
— Bestimmung des dafür erforderlichen Kräftesystems,
— Anfertigung eines Kräftegleichgewichtsdiagramms,
— Auswahl der geeigneten Mechanik,
— Voraktivieren des Bogens oder Loops.
Die Abbildung 2–1 verdeutlicht das Vorgehen. Der rechte untere zweite Prämolar ist in bukkomesialer Richtung rotiert (Problemerfassung). Die Rotation um ein Rotationszentrum im Bereich der mesialen Randleiste (in Abbildung 2–1b eingekreist) bewirkt die richtige Einstellung des Zahnes (Bestimmung des Rotationszentrums und der Rotationsrichtung). Eine lingual gerichtete Kraft (− K) und ein Drehmoment in bukkodistaler Richtung (− DM) sind das nötige Kräftesystem für dieses Rotations-

zentrum (Bestimmung des Kräftesystems). Wegen des Gleichgewichts der Kräfte existiert eine bukkal gerichtete Kraft (+ K) (Gleichgewichtsdiagramm – Abbildung 2–1e). Die Summe aller Kräfte ist sowohl in der x-Ebene als auch in der y-Ebene gleich Null ($\Sigma K_x = 0$; $\Sigma K_y = 0$). Auch die Summe der Drehmomente ist Null ($\Sigma DM = 0$).

Die Auswahl des geeigneten Bogens oder Loops wird durch seine Fähigkeit zur Abgabe der Kraft im richtigen Verhältnis zum Drehmoment bestimmt. Nicht jeder Loop, so beeindruckend und „geistreich im Design" er auch sein mag, ist dazu in der Lage. Einen optimalen Bogen oder Loop charakterisieren folgende Eigenschaften;
— Niedere Federrate: Der Draht in Abbildung 2–1 könnte ein 0,45 x 0,63 mm Stainless steel sein. Seine Federrate entspräche Kurve a in Abbildung 2–2. Eine Reduktion der Federrate (der Draht wird elastischer: Kurve b) wird durch Einbiegen einer L-förmigen Schlaufe („L-Loop") erreicht.

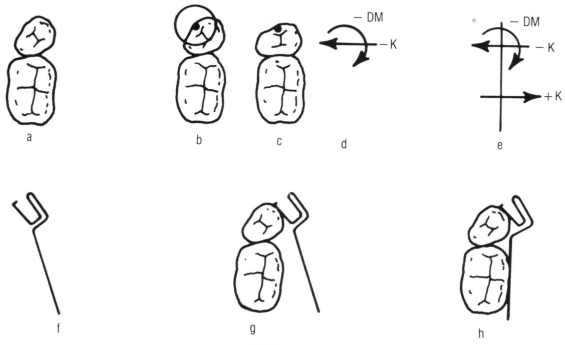

Abbildung 2–1:
Die in der Teilbogentechnik empfohlene Aktivierung eines Loops. Erläuterungen zu den Teilabbildungen siehe Text.

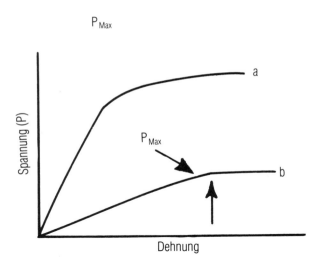

Abbildung 2–2:
Hohe Federrate, steifer Draht = A; niedere Federrate, flexibler Draht = B.

— Optimale Kraftabgabe.
— Abgabe der Kraft im geeigneten Verhältnis zum Drehmoment: Erst dadurch wird das richtige Rotationszentrum bestimmt

Die letzte Anforderung ist die wichtigste. Ein Bogen oder Loop, der diesen Bedingungen nicht entspricht, nützt wenig. Das Rotationszentrum kann nur dann konstant gehalten werden, wenn der Aufbau und das Halten des richtigen Verhältnisses von Drehmoment zu Kraft gelingt. Welche Faktoren aber beeinflussen dieses Verhältnis?
— Definitive Bogen- oder Loopform.
— Grundkonzeption und passive Bogen- oder Loopform. In Abbildung 2–3 ist der Eckzahn zu extrudieren. Dazu ist eine rein vertikal gerichtete Kraft nötig. Man könnte es mit einem geraden, nach okklusal gebogenen (und somit voraktivierten) Draht versuchen (Abbildung 2–3a). Durch das Einligieren des Drahtes in das Eckzahnbracket wird der Draht aktiviert. Auf „seiner Reise" von Position 1 bis 3 zeigt der Eckzahn, wie die Konfiguration des Bogens die Beständigkeit des Verhältnisses von Drehmoment zu Kraft beeinflußt. In Position 1: Extrusion der Krone – Distalwanderung der Wurzel, Position 2: Drehmoment wird gleich Null, in Position 3: Mesialwanderung der Wurzel – Kippen der Krone. Bei dieser einzigen Aktivierung gibt es verschiedene Rotationszentren. Das Verhältnis DM:K ist alles andere als konstant. Man spricht von einem gegensätzlichen Kräftesystem, bei dem das Drehmoment für das gewünschte Rotationszentrum genau entgegengesetzt ist. Es sollte

lediglich eine vertikal gerichtete Kraft am Eckzahn wirken.
Die Eckzahnextrusion könnte durch einen passiv gebogenen Draht, der stufenweise aktiviert wird, durchgeführt werden. Aber auch so würde sich das Kräftesystem schnell ändern. So müssen ja die meisten dieser Systeme in der Kieferorthopädie ständig nachgestellt werden.
Der „R-Bogen" (rechteckiger Bogen – R-Loop , Abbildung 2–3b) ist eine gute Bogenform, um das DM:K-Verhältnis konstant zu halten. Das gelingt am besten, wenn er aus 0,45 × 0,63 mm Stainless steel oder aus 0,42 × 0,63 mm TMA (eine Titaniummolybdänlegierung) hergestellt wird. Wie ist der R-Loop richtig zu aktivieren? Im obigen Beispiel soll eine rein vertikal gerichtete Kraft wirken. Wird der distale Teil des R-Loops mit einer Zange (Howe-, Weingart-Zange) gehalten und läßt man noch eine punktförmig ansetzende Vertikalkraft am anterioren Teil einwirken (mittels Scalers oder Bandsetzers), so erkennt man die veränderten Winkel der Ecken des R-Loops. Winkel α wird größer als 90°, β wird noch stumpfer, γ ebenso. δ bleibt ungefähr gleich. Diese Veränderungen müssen mit einer geeigneten Zange in den passiven R-Loop eingebogen werden. Abbildung 2–3c zeigt eine Überlagerung der passiven und voraktivierten Loopform. Der voraktivierte Loop (Abbildung 2–4; 2–5) kann nun einligiert werden, da dessen Kraft keine sich verändernden Drehmomente erzeugt, wie sie in Abbildung 2–3 zu beobachten sind.

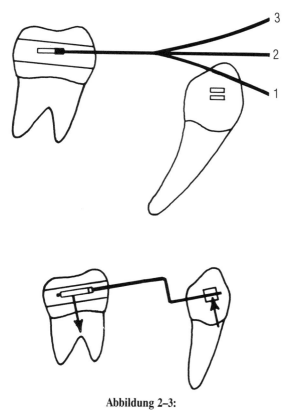

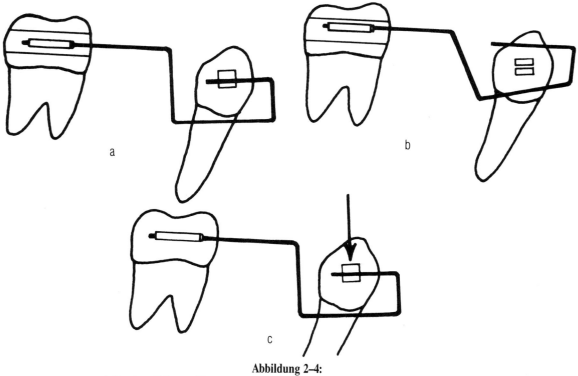

Abbildung 2–3:
Das Verhältnis von Drehmoment zu Kraft ist nicht konstant. Erläuterungen der Teilabbildungen siehe Text.

Abbildung 2–4:
a) Passiver R-Loop; b) voraktiviert; c) durch das Einligieren aktivierter R-Loop.

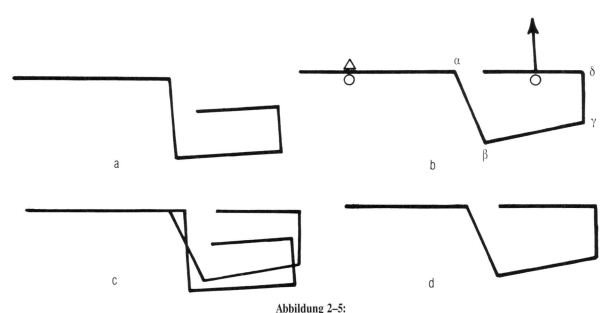

Abbildung 2–5:
Vorgehen zum Voraktivieren des R-Loops. Erläuterungen der Teilabbildungen siehe Text.

— Auch von außen einwirkende Kräfte können die Konstanz des DM:K-Verhältnisses beeinflussen. Reibungskräfte, die z. B. am Draht wirken, verursachen unterschiedliche Rotationszentren. Außerdem ist ein sog. „Verkantungseffekt" zu beobachten, da die Brackets nicht friktionslos entlang eines Drahtes gleiten können. Um die 2 Prämolaren in Abbildung 2–6 richtig einstellen zu können, müssen sich die Brackets zueinander frei bewegen können. Gleiten entlang eines Drahtes ist nahezu unmöglich. Zwei R-Loops ermöglichen jedoch die Abgabe von zwei Kräftepaaren, die an je einem der beiden Prämolaren ansetzen und diese um ein Rotationszentrum in der Längsachse des Zahnes ausrotieren lassen.

— Zusätzlich wird die Bogen- und Loopform davon beeinflußt, ob das Kräftesystem gegensätzlich (inkonsistent) oder übereinstimmend (konsistent) ist. Von einem übereinstimmenden Kräftesystem spricht man, wenn das Drehmoment einer von einem geraden Draht abgegebenen Kraft in der gleichen Richtung wirkt, wie sie für das gewünschte Rotationszentrum nötig ist. In Abbildung 2–7 ist der zweite Prämolar in bukkodistaler Richtung rotiert, ein Rotationszentrum um eine mesiale Randleiste ist zu korrigieren. Das Gedankenmodell: Wird

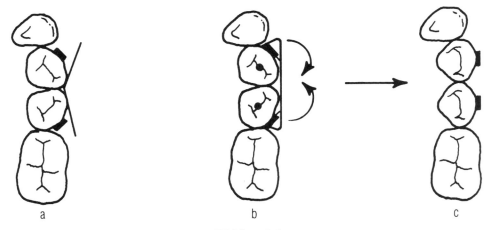

Abbildung 2–6:
a) Reibungskräfte beeinflussen das Rotationszentrum; b) Friktionsloses Kräftesystem bewirkt c) Ausrotation der Prämolaren.

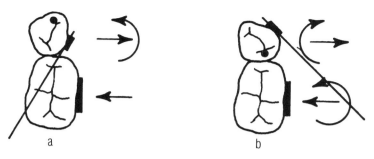

Abbildung 2–7:
Erläuterungen der Teilabbildungen siehe Text.

ein vom PM-Bracket nach distal lingual reichender gerader Draht am Molarenband einligiert, führt das übereinstimmende Kräftesystem zueiner richtigen Einstellung des Zahnes (+ K, + DM). Genau das bedeutet „Straight wire-Orthopädie". Konsistentes Kräftesystem = Das von einem geraden Draht (= Hebel) erzeugte Drehmoment stimmt mit dem für das Rotationssystem erwünschten überein.
Abbildung 2–7b verdeutlicht ein inkonsistentes Kräftesystem. Ein aus dem PM-Bracket extendierter gerader Draht wird am Molarenband einligiert, das Rotationszentrum kommt so in der mesialen statt in der distalen Randleiste zu liegen, der Zahn stellt sich weiter lingual ein.

Kraft und Drehmoment agieren nicht in der gewünschten Richtung, gleichgültig wie man einen „Straight wire" präpariert, hier kann er keine Verwendung finden.
Das Problem des inkonsistenten Kräftesystems kann gelöst werden, wenn man das Einbinden des Drahtes in fortlaufender Richtung vermeidet. Ein Draht verläuft „normalerweise" z. B. vom distalen Teil über den mesialen Teil des einen Brackets zum distalen und mesialen Teil des nachfolgenden Brackets (Abbildung 2–8a: Verlaufsrichtung über 1–2–3–4; Abbildung 2–8c: Verlaufsrichtung über 2–1–4–3). Die Abbildung 2–8c zeigt übrigens den R-Loop aus Abbildung 2–6b in Frontalansicht.

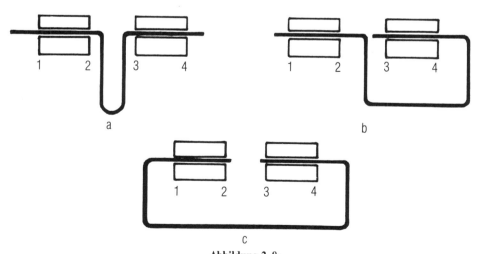

Abbildung 2–8:
Verlaufsrichtung eines Drahtes. Erläuterungen der Teilabbildungen siehe Text.

Das Verhältnis DM : K wird auch davon beeinflußt, wie die Gesamtdrahtlänge des R-Loops aufgeteilt ist. In Abbildung 2–8 erkennt man, daß bei jedem R-Loop die Länge des Drahtes mesial und distal des Brackets gleich ist. Diese Symmetrie muß gegeben sein, damit reine Drehmomente wirken können. Ein einfacher Versuch mit „handgefertigten" R-Loops – aus Pfeifenreinigern! – zeigt, wie unterschiedliche Drahtlängen und Stellungen Änderungen von Drehmoment und Kraft bewirken.

Im Beispiel Abbildung 2–9 überragt der Oberkiefer-Schneidezahn die natürliche Okklusionsebene des Oberkiefers (Problemstellung). Eine Intrusion ist nötig, wobei das Rotationszentrum weit distal liegen soll (Bestimmung von Rotationszentrum und -richtung). Eine kranial gerichtete Kraft wird den Oberkieferschneidezahn wie gewünscht intrudieren (Bestimmung des nötigen Kräftesystems – Abbildung 2–9b).

Aus Gleichgewichtsgründen, die Summe aller in der y-Ebene wirkenden Kräfte muß gleich Null sein ($\Sigma K_y = 0$), bewirkt eine Intrusionskraft am Schneidezahn ($-K$) eine Extrusionskraft ($+K$) am distalen Ende des Drahtes (Gleichgewichtsdiagramm). Ausschlaggebend aber ist, daß auch mit dem Drehmoment der Kraft gerechnet werden muß. Sind zwei gleich große, entgegengesetzt wirkende Kräfte (Extrusion und Intrusion) durch den Normalabstand d voneinander getrennt, so existiert ein Drehmoment, dessen Größe durch Multiplikation vom Abstand d mit dem Absolutbetrag einer Einzelkraft errechnet wird. Man spricht vom Drehmoment eines Kräftepaares, in diesem Fall in kranioposteriorer Richtung = $-DM$. Da aber auch die Summe aller Drehmomente gleich Null sein muß ($\Sigma DM = 0$), existiert ein entgegengesetzt wirkendes Drehmoment. Dieses Drehmoment ($-DM$) hat die Tendenz, die Okklusionsebene steiler zu stellen. So bewirkt also eine am Schneidezahn angreifende Intrusionskraft am Molaren eine Extrusion und ein Drehmoment in anteriorkaudaler Richtung. Dieses Kräftesystem gibt es immer, gleichgültig woraus der Intrusionsbogen hergestellt wird. Ein Stahldraht (0,45 × 0,63 mm) in der Konfiguration aus Abbildung 2–9d ist der ausgewählte Bogen für die Intrusion (Auswahl der geeigneten Mechanik). Eine unmittelbar mesial des Molarenröhrchens gebogene Schlaufe macht den Bogen elastischer (= senkt die Federrate) und läßt eine geeignete Voraktivierung zu, so daß der Intrusionsbogen im aktivierten Zustand eine kranial gerichtete Kraft ($-K$) abgeben kann. Abbildung 2–9c zeigt das bei seiner Deaktivierung wirkende Kräftesystem. Für Oberkiefer-Frontzähne wird eine Intrusionskraft von ungefähr 15 g/Zahn empfohlen, d. h., 60 g sollen am verblockten Frontsegment in der Mittellinie wirken, 10 g pro Zahn im Unterkiefer. Die Kraft wird mit einer Federwaage beim Einstellen des voraktivierten Bogens auf das Bracketniveau gemessen.

Ein Gleichgewichtsdiagramm offenbart die unerwünschten Wirkungen einer Kraft. Die Entscheidung liegt beim Arzt, entweder die sich ergebenden Konsequenzen zu akzeptieren oder Vorkehrungen gegen das Auftreten von unerwünschten Kräften (z. B. mittels eines okzipitalen Headgears, dessen kurzer Außenarm anterior des Widerstandszentrums liegt) zu treffen.

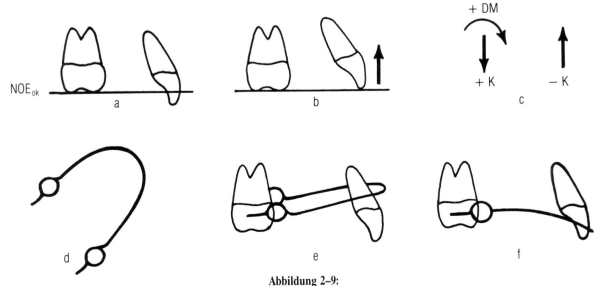

Abbildung 2–9:
Arbeitsschritte zum Herstellen eines Intrusionsbogens („Base arch"). Erläuterungen der Teilabbildungen siehe Text.

Läßt man das in Abbildung 2–9 dargestellte Kräftesystem wirken, kann man zwar die Nivellierung einer verkehrten Spee-Kurve erwarten, aber nicht durch die erwünschte Frontzahnintrusion erzielt, sondern durch Extrusion und Kippen der Molaren, da sich Extrusion schneller als Intrusion einstellt. Zusätzlich kann es zu einem bukkalen Wurzeltorque und einer Lingualstellung der Kronen des rechten und linken bukkalen Segments kommen. Wie man die Kontrolle dieser Nebeneffekte erreichen kann, wird später erläutert werden.

2.1 Zwei-Zahn-Segmente

Zur besseren Verdeutlichung der Vorhersagbarkeit erwünschter und unerwünschter Zahnbewegungen in einem statisch bestimmbaren System wird ein „Zwei-Zahn-Segment" gebildet.

Beide rechten unteren Prämolaren sind in Abbildung 2–10 mesial rotiert. Eine Rotation um ein Rotationszentrum im Bereich der Längsachse (Abbildung 2–10b) ist für die Korrektur erforderlich. Um dieses Rotationszentrum zu erreichen, muß an jedem PM ein Kräftepaar ansetzen, das je ein Drehmoment in bukkodistaler Richtung (–DM) erzeugt. Man spricht von einer Stufengeometrie, wenn die erwünschten Drehmomente in dieselbe Richtung weisen (Abbildung 2–10b). Das Gleichgewichtsdiagramm (Abbildung 2–10c) zeigt, daß sich

beide Drehmomente summieren und daß ein gleich großes, entgegengesetztes Drehmoment (+DM) existieren muß. Dieses wird durch eine lingual gerichtete Kraft am ersten Prämolaren und eine bukkal gerichtete am zweiten Prämolaren gebildet. Diese beiden Kräfte – gleich groß, entgegengesetzt wirkend, getrennt durch den Abstand der Brackets – bilden ein Kräftepaar. Dieses Kräftesystem ist jetzt im Gleichgewicht. Ein T-Bogen (T-Loop) kann diese gewünschten Drehmomente abgeben (Abbildung 2–10d, e). Tatsächlich reihen sich die zwei Prämolaren entlang ihrer Randleisten zueinander ein, aber das Zwei-Zahn-Segment wird wegen der unerwünscht auftretenden Kräfte, die ja das Gleichgewicht erfordert, in bukkolingualer Richtung rotieren (Abbildung 2–10f). Das Gleichgewichtsdiagramm verdeutlicht also die Notwendigkeit einer anderen Lösung für diese „Stufengeometrie". Zuerst wird der zweite Prämolar gegen den „ankylosierten" ersten Molaren bewegt, und erst dann wird der erste Prämolar eingereiht, wobei der erste Molar und der zweite Prämolar die Verankerungseinheit darstellen. „Ankylose" bedeutet hier die Verbindung des rechten ersten Molaren über einen lingual liegenden Bogen zum linken bukkalen System.

Abbildung 2–11 zeigt ein häufig vorkommendes Problem. Die bukkalen Segmente sind zueinander rotiert. Innerhalb der einzelnen Segmente stehen die Zähne in der richtigen Anordnung.

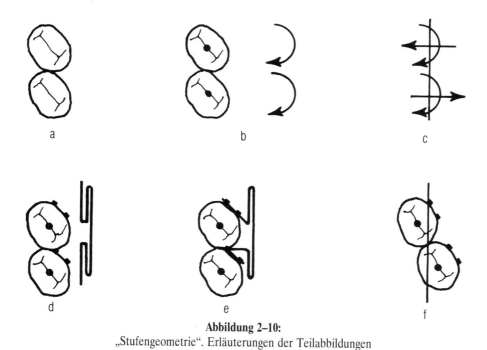

Abbildung 2–10:
„Stufengeometrie". Erläuterungen der Teilabbildungen siehe Text.

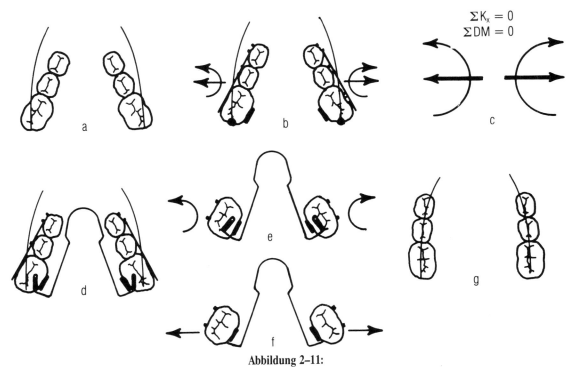

$$\Sigma K_x = 0$$
$$\Sigma DM = 0$$

Abbildung 2–11:
„Zwei-Zahn-Konzept". Erläuterungen zu den Teilabbildungen siehe Text.

Mit einer vier bis sechs Monate dauernden Behandlung müßte man rechnen, wollte man das Problem „Zahn für Zahn" lösen, d. h. Rotation der ersten Molaren (mit einem Lingualbogen, der gleich große, entgegengesetzt wirkende Drehmomente abgibt), dann Rotation und Bukkalbewegung der zweiten Prämolaren mit einem R-Loop und einem passiven Lingualbogen) und schließlich dasselbe mit dem ersten Prämolaren (R-Loop, vom zweiten Prämolaren und ersten Molaren kommend, passiver Lingualbogen). In der Teilbogentechnik hingegen werden die Segmente mit einem 0,45 × 0,63 mm starken Draht verblockt. Die einzelnen Segmente können dann als „ein großer, vielwurzeliger Zahn" angesehen werden, und somit muß man nur mehr „zwei Zähne" behandeln (Zwei-Zahn-Konzept). Die Korrektur erfolgt dann intersegmental durch einen Lingualbogen, der gleich große, entgegengesetzt wirkende Drehmomente abgibt, eventuell mit zusätzlicher bukkal oder lingual gerichteter Kraftabgabe (Abbildung 2–11e).

Die Segmente stellen sich zueinander intersegmental) richtig ein, wenn jeder einzelne „große Zahn" um die distale Randleiste des ersten Molaren rotiert wird (Abbildung 2–11b). Das geeignete Kräftesystem für dieses Rotationszentrum ist eine positive Kraft und ein negatives Drehmoment. Dieses Kräftesystem (Ab-

bildung 2–11c) befindet sich im statischen Gleichgewicht. Die dafür ausgesuchte Mechanik ist ein Lingualbogen, der in die Molarenschlösser eingesetzt wird. Um gleich große, entgegengesetzt wirkende Drehmomente abgeben zu können, müssen die Zapfen dieses Bogens voraktiviert werden (Abbildung 2–11d), wobei die Winkel zwischen Zapfen und Molarenschloß gleich groß sein müssen. Das wird durch einseitiges Einsetzen des Lingualbogens (Registrieren der Angulation auf der einen Seite und Wiederholen des Vorgangs auf der anderen) überprüft.

Nach dem Setzen der Voraktivierungen muß eine „Probeaktivierung" vorgenommen werden. Mit zwei Zangen (z. B. Weingart- oder Howe-Zangen) werden Aktivierungsmomente an den Zapfen des Lingualbogens angebracht (Abbildung 2–11e). Man sieht, daß sich der Abstand zwischen den Zapfen vergrößert. Der Bogen muß also, um in die Schlösser eingesetzt werden zu können, komprimiert werden. Das bewirkt eine bukkal gerichtete Kraft an beiden bukkalen Segmenten, die ja für die gewünschte Korrektur nötig ist (Abbildung 2–11f). Mit fortschreitender Rotation der bukkalen Segmente muß der Lingualbogen zusätzlich auf Expansion hin nachaktiviert werden, da das Deaktivierungskräftesystem von einer die bukkalen Segmente komprimierenden Kraft begleitet wird.

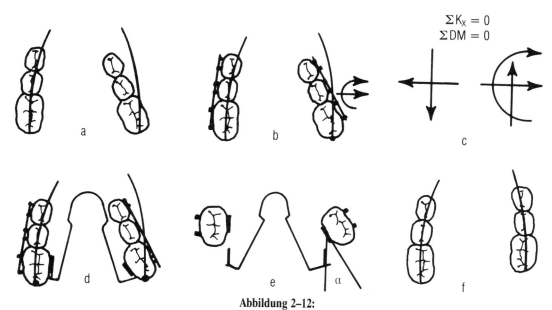

$$\Sigma K_x = 0$$
$$\Sigma DM = 0$$

Abbildung 2–12:
Das Gleichgewichtsdiagramm ermöglicht die genaue Vorhersage von Zahnbewegungen. Erläuterungen zu den Teilabbildungen siehe Text.

Dieses Problem wird also intersegmental innerhalb einer kurzen Zeitspanne gelöst (Abbildung 2–11g), wobei nur einige wenige Adjustierungen vorgenommen werden müssen. Was für ein Gegensatz zum intrasegmentalen Lösungsversuch, bei dem viele Loops gebogen und der Patient häufiger in die Praxis bestellt werden muß!

Wie aber löst man ein einseitig bestehendes intersegmentales Problem (Abbildung 2–12a)? Wie kann hier das Anfertigen eines Gleichgewichtsdiagramms bei therapeutischen Überlegungen nützen? In dem nachfolgenden Beispiel (Abbildung 2–12a) ist das rechte bukkale Segment im Unterkiefer lingual rotiert (Problemstellung). Zur richtigen Stellung des Segmentes im Unterkiefer führt Rotation in bukkaler Richtung um ein Rotationszentrum in der distalen Randleiste des ersten Molaren (Rotationszentrum und -richtung, Abbildung 2–12b). Für dieses Rotationszentrum sind eine bukkal gerichtete Kraft und ein negatives Drehmoment das richtige Kräftesystem.·

Da die Summe aller in einer Ebene wirkenden Kräfte gleich Null sein muß, existieren expansive Kräfte an beiden bukkalen Segmenten (Gleichgewichtsgebot, Abbildung 2–12c). Auch das negative Drehmoment muß durch ein gleich großes, von einem Kräftepaar erzeugtes positives Drehmoment ausbalanciert werden.

Das Gleichgewichtsdiagramm läßt also erkennen, daß zusätzlich am gewünschten negativen Drehmoment am rechten bukkalen Segment eine Mesialbewegung des gesamten rechten bukkalen Segmentes und eine Distalbewegung des gesamten bukkalen Segmentes auftritt. Außerdem wirken expandierende Kräfte an beiden Segmenten. Ein 0,91 mm starker Lingualbogen (Stahl oder Elgiloy) wird hier ausgewählt und zuerst passiv gebogen (Abbildung 2–12d). Die Voraktivierung erfolgt durch Abwinkelung des rechten Zapfens in bukkale Richtung, so daß dieser den Winkel α (Abbildung 2–12c) mit dem rechten Molarenschloß bildet (Voraktivieren des passiven Bogens).

Manchmal können diese „unerwünschten Nebenwirkungen" zwar problemgerecht auftreten (z. B. bei Lingual- und Mesialstellung des linken Segmentes), aber im Normalfall wird man durch Verstärken der Verankerungseinheit (Verblocken möglichst vieler Zähne) die Nebeneffekte zu verhindern trachten, die – obwohl unerwünscht – ja nicht unerwartet auftreten (Gleichgewichtsdiagramm!).

2.2
Drei-Zahn-Segmente

Nicht alle Zahnfehlstellungen sind als Zwei-Zahn-Segmente darstellbar. Oft imponieren sie als Drei-Zahn-Segmente. Die therapeutischen Überlegungen bleiben aber immer gleich: Problemstellung, Rotationszentrum und -richtung, Kräftesystem, Gleichgewichtsdiagramm usw.

Beim Anfertigen des Gleichgewichtsdiagramms wird das Drei-Zahn-Segment in zwei Zwei-Zahn-Segmente aufgelöst. Im Beispiel von Abbildung 2–13 läßt die Problemstellung einen

mesial rotierten rechten unteren Prämolaren und einen distal rotierten zweiten Molaren erkennen.

Das zur Korrektur nötige Rotationszentrum befindet sich in seiner distalen Randleiste (für den zweiten Prämolaren) und in seiner mesialen Randleiste (für den zweiten Molaren). Um diese Rotationszentren zu erhalten, müssen am zweiten Prämolaren eine bukkal gerichtete (positive) Kraft und ein negatives Drehmoment wirken, am zweiten Molaren eine bukkal gerichtete (positive) Kraft und ein positives Drehmoment (Abbildung 2–13b).

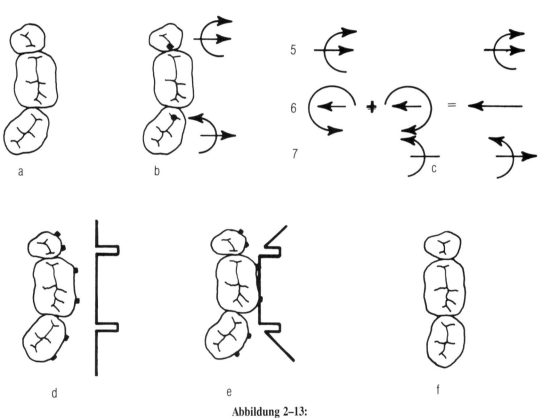

Abbildung 2–13:
Ein Drei-Zahn-Segment im Unterkiefer. Erläuterungen zu den Teilabbildungen siehe Text.

Die Konstruktion des Gleichgewichtsdiagramms erfolgt nun durch Kombination dieser beiden Kräftesysteme, die als Kräftesysteme zweier Zwei-Zahn-Segmente (zweiter Prämolar und erster Molar; erster Molar und zweiter Molar) aufgefaßt werden können:

Das Gleichgewichtsgebot fordert für die positive Kraft am zweiten Prämolaren eine gleich große, entgegengesetzt wirkende am ersten Molaren:
Diese beiden Kräfte wirken als Kräftepaar und erzeugen also ein negatives Drehmoment, das

zu dem für den ersten Prämolaren nötigen Drehmoment summiert wird. Da auch die Summe der Drehmomente gleich Null sein muß, existiert ein am ersten Molaren entgegengesetzt wirkendes positives Drehmoment gleicher Größe.

Für das zweite Zwei-Zahn-Segmente gilt folgendes Kräftegleichgewicht: Die positive Kraft am zweiten Molaren wird durch eine negative am ersten Molaren aufgewogen.

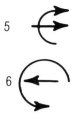

Dieses Kräftepaar (= positives Drehmoment) vergrößert das für die Korrektur des zweiten Molaren erforderliche positive Drehmoment, so daß ein gleich großes, negatives Drehmoment am ersten Molaren wirkt.

Diese beiden Kräftesysteme werden im Gleichgewichtsdiagramm des Drei-Zahn-Segmentes vereinigt:

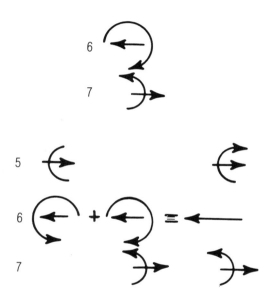

Man sieht, daß sich die am ersten Molaren wirkenden Drehmomente, die gleich groß, aber entgegengesetzt sind, auflösen, die negativen (lingual gerichteten) sich aber summieren. Das ist der erwünschte Nebeneffekt der für die Korrektur des zweiten Prämolaren und zweiten Molaren nötigen Kräftesysteme.

Die ausgewählte Mechanik ist ein passiv gebogener Teilbogen (0,42 × 0,63 mm TMA) mit zwei vertikalen Loops (Abbildung 2–13d; aus graphischen Gründen nicht im passiven Zustand dargestellt). Die Voraktivierungen sind aus Abbildung 2–13e ersichtlich. Die Aktivierung erfolgt durch Einligieren in die Brackets. Die Lingualbewegung des ersten Molaren wird entweder akzeptiert oder mit einem passiven Lingualbogen (0,91 mm Stahl), der die lingual gerichtete Kraft auf mehrere Zähne der linken Seite verteilt, verhindert. Sollte auf beiden Seiten das gleiche intrasegmentale Problem existieren, so heben sich die auf die ersten Molaren wirkenden Kräfte (gleich groß, entgegengesetzt) über den passiven Lingualbogen auf (Abbildung 2–14).

Basieren Auswahl und Voraktivierung der Mechanik auf den einfachen Gesetzen des Kräftegleichgewichts, wird die Vorhersage von Zahnbewegungen möglich. Durch rechtzeitiges Erkennen der zu erwartenden unerwünschten Zahnbewegungen wird die Behandlungszeit verkürzt; zumindest aber nicht durch Korrigieren der von der Mechanik verursachten Fehler verlängert.

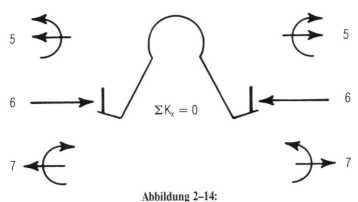

Abbildung 2–14:
Okklusalsicht eines symmetrischen intersegmentalen Kräftesystems.

2.3
Verankerungskategorien

Der Behandlungsplan für jeden Patienten besteht aus zwei Teilen: der Darstellung des Behandlungsziels und der Erstellung eines Mechanikplans, der die therapeutischen Schritte zum Erreichen des Behandlungsziels beschreibt. Ein guter Behandlungsplan ist individuell erstellt. Eine Schlüsselstellung bei der Planung nimmt dabei die Positionierung der unteren Schneidezähne ein:

$$/1: \text{ant} - \text{post} = -2,0 \text{ mm}$$
$$\text{vert} = -1,0 \text{ mm}$$

Sobald die Stellung der unteren mittleren Schneidezähne bestimmt ist, wird die zum Erreichen dieses Behandlungsziels nötige Verankerung klassifiziert. Aber zuerst stellt sich die Frage, ob das Behandlungsziel ohne Extraktion erreicht werden kann. Wenn ja, kann sofort der detaillierte Mechanikplan erstellt werden. Liegt aber ein Extraktionsfall vor, muß die Verankerung näher beschrieben werden. Erst so können Aussagen über die Behandlungsdauer, die zu verwendende Mechanik und nötige Patientenkooperation (Headgear usw.) gemacht werden.
  Die Verankerungseinheit wird nach ihrem

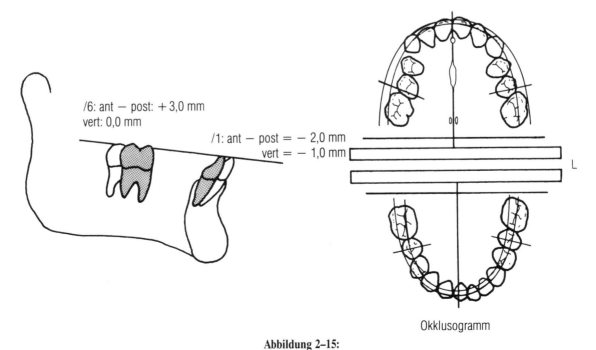

Okklusogramm

Abbildung 2–15:
Stellung der unteren Schneidezähne in einem Extraktionsfall der Verankerungskategorie C.

Verhalten während des Lückenschlusses in drei Kategorien eingeteilt:
— *Kategorie A:* Das bukkale Segment darf nicht mesial wandern, es sollte eher < 2 mm) distal bewegt werden (Abbildung 2–16: OK rechts und links). A +: beide bukkalen Segmente benötigen eine Distalisierung um 1 mm.
— *Kategorie B:* Das bukkale Segment darf bis zur Hälfte der Extraktionslücke wandern (Abbildung 2–16: UK rechts – Das bukkale Segment bewegt sich 2 mm nach mesial).
— *Kategorie C:* Das bukkale Segment wird weiter als bis zur Hälfte der Extraktionslücke mesialisiert (Abbildung 2–16: UK links – Mesialisierung des bukkalen Segmentes um 5 mm).

Es leuchtet ein, daß bei Kategorie-A-Fällen eine andere Mechanik verwendet werden muß als bei Kategorie-C-Fällen. Durch Klassifizieren der Verankerungseinheit wird sofort die Art der zu verwendenden Mechanik ersichtlich.

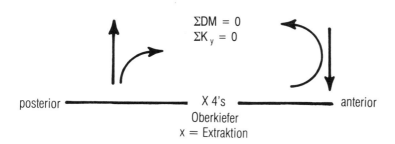

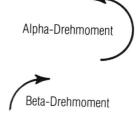

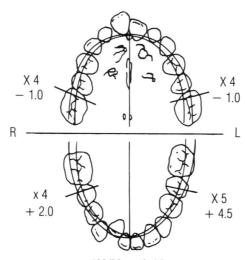

Abbildung 2–16:
Klassifizierung der Verankerung.

2.4
Einige gebräuchliche Begriffe und Abkürzungen in der Teilbogentechnik

α-Position: Ein Loop befindet sich in der „α-Stellung", wenn er mesial einer Extraktionslücke einligiert wird. Er kann z. B. ein großes α-Drehmoment abgeben, das extrudierend auf das anteriore Segment wirkt.

Anteriores Segment (AS = im OK; / AS = im UK): Alle Zähne mesial (anterior) einer Extraktionslücke. Bei Extraktion der ersten Prämolaren besteht das AS aus den beiden Eckzähnen und den vier Schneidezähnen; bei Extraktion der zweiten Prämolaren zählt man auch die ersten zum AS.

Verankerung ist der Widerstand, den eine Zahngruppe einer Bewegung entgegensetzt, wenn sie als Träger einer Kraft zur Bewegung von anderen Zähnen herangezogen wird.
— Dynamische Verankerung: Durch Einbiegen eines „Tip back" wird die Verankerungseinheit (zuerst die Wurzeln, dann die Kronen) nach anterior bewegt. Es handelt sich dabei um einen kontrollierten Verankerungsverlust (siehe Abbildung).

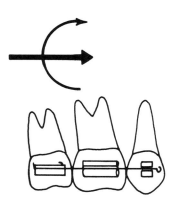

— Verstärkte Verankerung: Mehrere verblockte Zähne agieren wie ein großer, vielwurzeliger Zahn und bieten zusätzlichen Widerstand.
— Vorbereitete Verankerung: Wurzeltorque und Kippen der Krone (Wurzelbewegung erfolgt vor Kronenbewegung!) des Verankerungssegmentes bewirken einen größeren Widerstand gegen die nachfolgende Retraktion des anterioren Segmentes.

Aktivieren einer Mechanik: Jene Kraft, die aufgebracht werden muß, um den Bogen oder Loop in die Brackets einligieren zu können.

Bogenformen
— SB: Vorgefertigter Stahlbogen
— TB: Vorgefertigter Titanbogen
— NB: Vorgefertigter Nitinolbogen
— BSS: Teilbogen aus Stahl für das bukkale Segment im Oberkiefer, z. B. 0,45 × 0,63 mm Stainless steel
— /ASS: Teilbogen aus Stahl für das anteriore Segment im Unterkiefer.

Teilbogen mit vertikalen Loops für das AS (für den OK abgekürzt: VLAS): Gewöhnlich aus 0,35 oder 0,40 oder 0,45 mm Drahtquerschnitt hergestellt mit Loops mesial der Eckzähne.

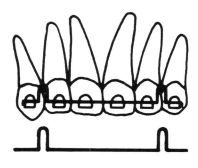

Vorgefertigter Bogen mit vertikalen Loops z. B. für den OK: VLB): Gewöhnlich aus 0,35 oder 0,40 oder 0,45 mm Drahtquerschnitt hergestellt, durchgehend vom letzten Molaren der einen Seite bis zum letzten Molaren (mit dem 2. Molaren) der anderen Seite, die Loops mesial der Eckzähne.

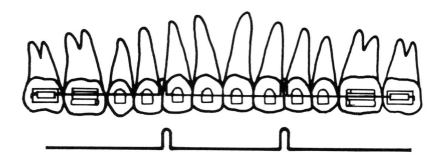

Teilbogen mit L-Loops für das AS (LLAS): Der Drahtquerschnitt ist wieder 0,35 oder 0,40 oder 0,45 mm. Der Teilbogen reicht von Eckzahn zu Eckzahn, der L-Loop kommt distal vom zweiten Schneidezahn zu liegen.

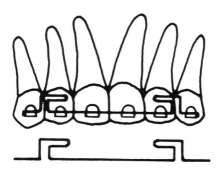

Vorgefertigter Bogen mit L-Loops (LLB): Die gleiche Konfiguration wie der Teilbogen für das AS, nur extendiert bis zu den Molaren.

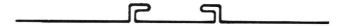

Doppel-T-Loops für das AS (TLAS): Es gelten die gleichen Drahtdimensionen wie vorher genannt; die T-Loops mesial der Eckzähne.

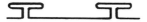

Vorgefertigter Bogen mit Doppel-T-Loops (TLB): Genau wie TLAS konfiguriert, jedoch bis zu den Molaren extendiert.

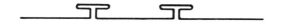

T-Loop-Retraktionsmechanik (TLRM): Verwendet wird hier entweder ein 0,45 × 0,63 mm Stainless steel oder bevorzugterweise ein 0,42 × 0,63 mm TMA Draht. Er wird meist genau zwischen dem Molarenhilfsröhrchen und dem anterioren Attachment, sei es direkt am Eck-

zahnbracket oder zwischen dem Eckzahn und dem zweiten Schneidezahn angelötet plaziert. Der T-Loop befindet sich dann in der μ-Position und kann gleich große, entgegengesetzte Drehmomente abgeben.

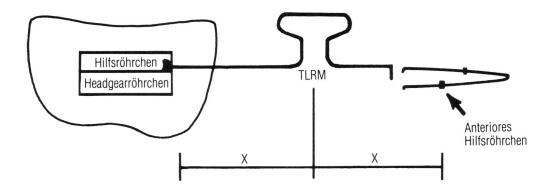

β-**Position:** Stellung des Loops distal einer Extraktionslücke: Große β-Drehmomente extru-

dieren posteriore Zähne.

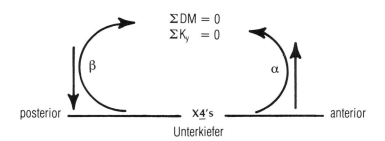

Bukkales Segment BS im OK, /BS im UK): Alle Zähne distal einer Extraktionslücke; bei Extraktion der ersten Prämolaren aus dem zweiten Prämolaren besteht das BS aus dem ersten und zweiten Molaren; bei Extraktion der zweiten Prämolaren wird das BS lediglich von dem ersten und zweiten Molaren gebildet.

„Cinching" (aus dem Amerikanischen: cinch – eine todsichere Sache): Darunter versteht man das Umbiegen des Drahtes unmittelbar distal des Molarenröhrchens. Der wegstehende Drahtrest wird mit dem „Distal-end"-Cutter entfernt, um Gewebeirritationen zu vermeiden. Das Umbiegen des Drahtes wirkt wie ein

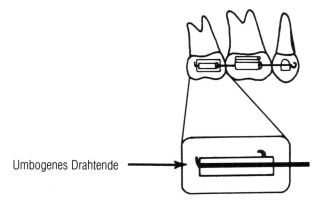

„Stop" und verhindert das Herausgleiten des Drahtes aus dem Molarenband. Viele Mechaniken werden erst durch das Umbiegen distal des Molarenröhrchens aktiviert.

Der kritische Bereich ist jener Drahtteil, der eine starke Veränderung seines Querschnitts entweder durch Kerbung beim Biegen über scharfkantige Zangenbacken oder durch zu starke Reduktion beim Zurechtschleifen mit Steinchen durchmacht. Das Erzeugen von kritischen Bereichen muß unbedingt vermieden werden, da sie zu Veränderungen der Drahtqualität (z. B. permanente Deformation) führen. Deshalb sollte der Draht immer über runde Zangenbacken gebogen werden.

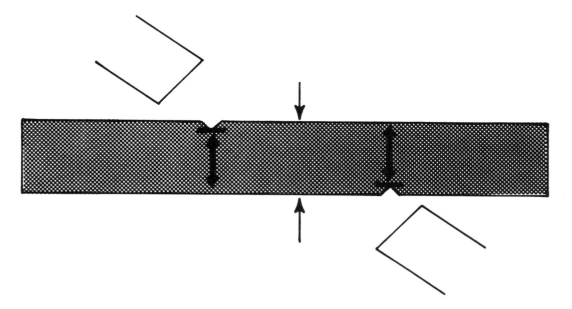

En-masse-Zahnbewegung: Bewegung miteinander fest verblockter Zähne, die sich wie ein einziger, vielwurzeliger Zahn verhalten.

Öse („Eyelet"): Jene Drei-Viertel-Schlaufe am Ende eines Drahtes (meist ein 0,45 × 0,63 mm ss), die sowohl als „Stop" als auch als Haken zum Ligieren dient.

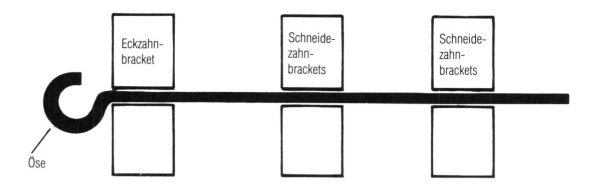

Eckzahn-bracket

Schneide-zahn-brackets

Schneide-zahn-brackets

Öse

Gesichtsachsen

— x-Achse: Eine imaginäre horizontale Verbindungslinie durch beide Ohren. Rotationen um diese Achse sind „Auf-und-ab"-Bewegungen (Kopfnicken: „Ja-Rotation").
— y-Achse: Eine imaginäre vertikale Verbindungslinie zwischen Schädeldach und Schädelbasis. Rotationen um diese Achse sind

seitwärts gerichtet (Kopfschütteln: „Nein-Rotation").
— z-Achse: Eine imaginäre sagittale Verbindungslinie zwischen Rachenhinterwand und Mund. Rotationen um diese Achse sind Bewegungen des Kopfes im Uhrzeigersinn bzw. entgegengesetzt („Kopfwackeln").

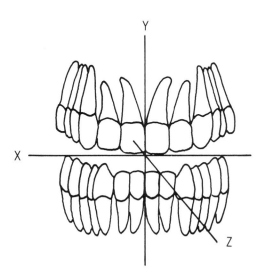

Headgear (HG): Ein extraorales Gerät, das sich am Kopf abstützt und eine Kraft sowohl auf die Zähne als auch auf die Kiefer ausübt. Je nach Abstützungsort unterscheidet man zervikale, okzipitale, zervico-okzipitale (Kombinations-HG), Kinnkappen-Headgears usw.

Intermaxillär: zwischen dem oberen und unteren Zahnbogen, z. B. intermaxilläre Elastics.

Intramaxillär: innerhalb eines Zahnbogens; z. B. intramaxilläre Mechanik.

Intersegmental: zwischen zwei Segmenten.

Intrasegmental: innerhalb eines Segmentes. In der folgenden Abbildung ist ein intrasegmentales Problem im Unterkiefer rechts zu erkennen. Der zweite Prämolar steht zu weit lingual. Im Unterkiefer links besteht das gleiche intrasegmentale Problem (2.PM zu weit lingual). Außerdem ist das ganze linke bukkale Segment in bukkolinguale („mesial in, distal out") Richtung rotiert. Also ein intrasegmentales und ein intersegmentales (Segmentrotation) Problem! Durch richtige Problemstellung wird viel Zeit und Mühe gespart. Statt drei intrasegmentale Probleme zu behandeln, braucht man nur ein intrasegmentales und ein intersegmentales zu korrigieren.

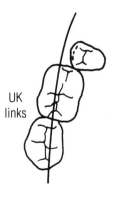

UK
links

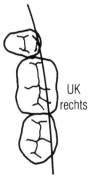

UK
rechts

μ-**Position:** Der T-Loop hat einen gleich großen Abstand zu dem anterioren und dem posterioren Attachment; hier sollte ein TTLRM für gleich große, entgegengesetzte Aktivierungsdrehmomente eingesetzt werden.

Neutralposition: Jene Position, die die Schenkel oder Helices einer Feder einnehmen, wenn beide Aktivierungsdrehmomente wirken. Bei einem vertikalen Loop z. B., der voraktiviert wurde, bewirken die Aktivierungsdrehmomente ein Überkreuzen der vertikalen Loopschenkel. Man spricht von einer Neutralposition des Loops von –2 mm. (Cave: Um den Loop in seine Neutralposition zu bringen, dürfen nur die Aktivierungsdrehmomente wirken. Horizontal wirkende Kräfte müssen vermieden werden!)

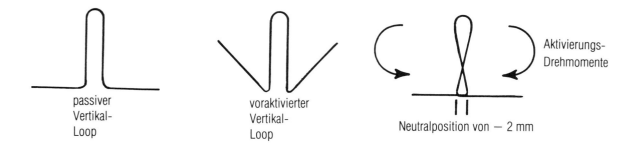

passiver
Vertikal-
Loop

voraktivierter
Vertikal-
Loop

Aktivierungs-
Drehmomente

Neutralposition von − 2 mm

Zahnfehlstellungen
● **Fehlstellungen erster Ordnung** können beim Blick auf die Kauflächen (okklusale Ansicht) erkannt werden.

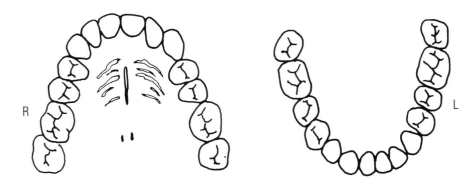

R

L

● **Fehlstellungen zweiter Ordnung** stellen sich in der Lateral- oder Frontalsicht (Achseninklination, Vertikalprobleme usw.) dar.

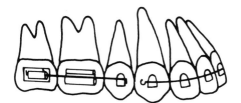

● **Fehlstellungen dritter Ordnung** werden in der Frontalsicht sichtbar und betreffen transversale oder Torqueprobleme. Im Bei-spiel hat der rechte erste Molar im Unter-kiefer einen lingualen Wurzeltorque.

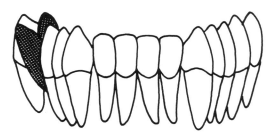

P_{Max}: Jene Spannung, die der Draht oder die Feder ohne bleibende Verformung aufnehmen kann.

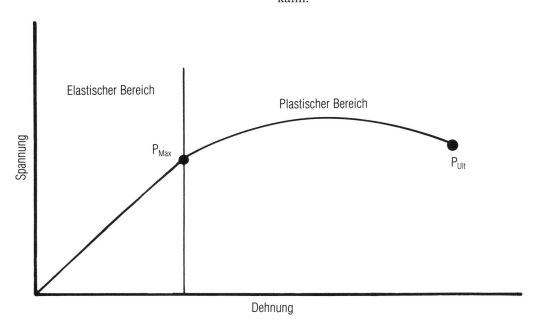

Gesichtsebenen:

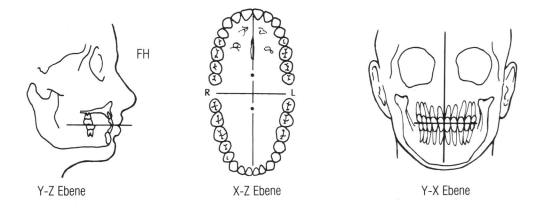

Y-Z Ebene   X-Z Ebene   Y-X Ebene

Stufengeometrie: Die zur Korrektur der Zahnfehlstellung nötigen Drehmomente weisen in die gleiche Richtung.

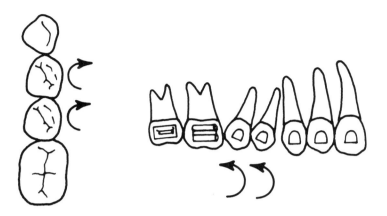

Zapfen der Lingualbögen dienen zur Verankerung der Bögen in den Molarenschlössern. Sie werden durch Umbiegen der Drahtenden (meist ein 0,91 mm Stahldraht) angefertigt.

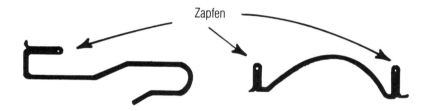

3
Nivellierungsphase

Die Nivellierungsphase ist der Beginn jeder Multibandbehandlung. Die Zähne werden innerhalb eines Segments ideal ausgerichtet. Am Ende jeder Nivellierungsphase sollten die Zähne in den Segmenten eine korrekte Stellung einnehmen, d. h., in jedem Kiefer sollten ein anteriores und zwei bukkale Segmente vorhanden sein. Da sich jetzt auch die Brackets in einer „Idealposition" befinden, kann ein starker Draht zur Stabilisierung des Segmentes einligiert werden. Ich verwende einflügelige Brakkets (Schlitzdimension 0,55 mm), die vom zweiten Prämolaren links bis zum zweiten Prämolaren rechts gesetzt werden. Am ersten Prämolaren im Oberkiefer werden Bänder mit drei Röhrchen verwendet, während im Unterkiefer Bänder mit zwei Röhrchen Verwendung finden. Die Dimension für das Headgearröhrchen beträgt 1,29 mm. Schlösser für den Palatinal- und Lingualbogen werden an der lingualen Fläche der Bänder angelötet. Die Bänder des zweiten Molaren haben die üblichen Röhrchen (0,45 mm × 0,55 mm) und ein gingivalwärts gerichtetes Häkchen. Sobald der 0,45 mm × 0,63 mm starke Stabilisierungsdraht einligiert ist, „fungiert" jedes Segment wie ein einzelner, vielwurzeliger Zahn.

Die einzelnen Ziele der Nivellierungsphase sind:
a) Intrasegmentale Korrektur von
— Rotationen und bukkolingualen Fehlstellungen (Fehlstellungen erster Ordnung),
— Infra- oder Supraokklusionsstellungen (Fehlstellungen zweiter Ordnung),
— Bukkal- oder Lingualkippungen;
b) Intersegmentale Korrektur von
— Fehlstellungen erster Ordnung (Zahnbogenbreite, Rotationen und Asymmetrien der bukkalen Segmente in mesiodistaler Richtung),
— Fehlstellungen zweiter Ordnung (Tiefbiß, asymmetrische Achseninklination der bukkalen Segmente),
— Fehlstellungen dritter Ordnung (dentaler oder skelettaler Kreuzbiß);
c) Korrektur der Bißlage (Kl.II, Kl.III).

In der Kieferorthopädie haben durchlaufende Bögen Tradition. Der Hauptvorteil dieser Methode liegt in der leichten Handhabung. Außerdem ist keine Analyse erforderlich. Aber es gibt folgende Nachteile:
— Die Kraftabgabe pro Drahtdeflexion ist sehr hoch. (Die Drähte sind ziemlich steif, da die Bracketabstände relativ klein sind.)
— Unerwünschte Nebenwirkungen summieren sich zwischen den Brackets und können nicht vorherberechnet werden, da durchlaufende Bögen aufgrund der vielen Unbekannten ein statisch unbestimmtes System darstellen.
— Bei mehreren, gleichzeitig bestehenden Fehlstellungen wird die Anwendung schwierig.
— Beim Aktivieren des Drahtes zur Korrektur nur eines einzelnen Zahnes muß bei jeder Sitzung der gesamte Draht entfernt werden.

3.1
Palatinal- und Lingualbögen

In meiner Praxis werden beim Behandlungsbeginn zuallererst die palatinalen und die lingualen Bögen hergestellt, und zwar meistens beim Bebänderungstermin, während der Zement abbindet. Der untere wird vollständig am Unterkiefermodell gefertigt, der obere wird am Oberkiefermodell begonnen und nach einer Kontrolle im Mund fertiggestellt. Die Bögen werden immer so hergestellt, daß sie passiv sind, d. h., sie geben in den Schlössern keine Kraft ab. Nach Fertigstellung werden sie bis zum Einsetzen meistens zusammen mit den Modellen des Patienten aufbewahrt. Meiner persönlichen Erfahrung nach helfen diese Lingualbögen, die anfangs erwähnte „Direktmethode" in der Kieferorthopädie zu erreichen. Sie sind wirklich zeitsparend, da sie die unerwünschten Nebenwirkungen reduzieren. Es geht hier nicht um ein paar Tage oder Wochen, sondern um Monate, um die sich die Behandlungszeit verkürzt (im Durchschnitt um 6 Monate). Für rationelle Behandlungsmethoden in der Kieferorthopädie sind meiner Meinung nach die oberen und unteren Lingualbögen ein Muß.

Palatinal- und Lingualbögen (Abbildung 3–1) werden am Behandlungsbeginn eingesetzt und dienen folgenden Zwecken:

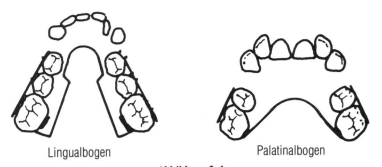

Lingualbogen   Palatinalbogen

Abbildung 3–1:
Lingualbögen im UK und OK.

3.1.1
Einstellen und Aufrechterhaltung der oberen und unteren Zahnbogenweite
Kippen: Der am Zapfen eingebogene Torque weist in die gleiche Richtung wie die gewünschte Achsenstellung (Abbildung 3–2).

Translation: Um die Wurzeln in lingualer oder bukkaler Richtung zu bewegen, wird ein entgegengesetzter Torque am Zapfen eingebogen. Man verwendet ca. 300 g. Der Draht muß so verwunden werden, daß es beim Einsetzen in die Schlösser zu keiner permanenten Verformung kommt (ca. 3 000 bis 4 000 g-mm oder ca. 30°). Abbildung 3–3 zeigt einen für die Translation in bukkaler Richtung vorbereiteten Zapfen.

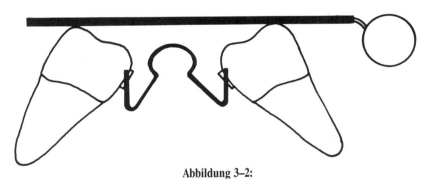

Abbildung 3–2:
Verwendung des Mundspiegelgriffes zum Messen von Lingualkippungen.

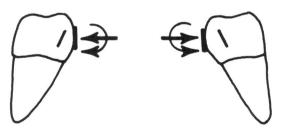

Abbildung 3–3:
Translation in bukkaler Richtung mittels Lingualbogen.

3.1.2
Korrektur von Rotationen innerhalb eines Zahnbogens (erste Molaren) oder von intersegmentalen Rotationen (bukkale Segmente)

Um am Molarenschloß gleich große, entgegengesetzte Drehmomente zu erhalten, müssen die Winkel zwischen Zapfen und Molarenschloß rechts und links gleich sein. Das kann man durch Einbringen z. B. des rechten Zapfens in das rechte Molarenschloß überprüfen (Abbildung 3–4c). Mit der Aderer-Zange (Dreibakken-Zange) kann der gerade, horizontale Teil

des Lingualbogens außerhalb des Mundes gebogen werden, so daß nach dem Wiedereinsetzen der linke Zapfen etwa 5 mm distal des linken Molarenschlosses liegt. Dieses Verfahren wird nun für die linke Seite wiederholt (Abbildung 3–4d). Nun liegt auch der rechte Zapfen 5 mm distal des rechten Molarenschlosses (Abbildung 3–4d). Überstehender Draht wird abgezwickt und mit dem Karborundstein geglättet. Abbildung 3–4e zeigt einen fertigen Lingualbogen in situ mit gleich großen, entgegengesetzten Drehmomenten an der linken und rechten Seite.

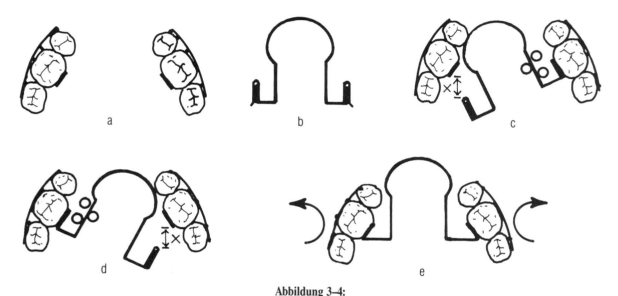

Abbildung 3–4:
Der Lingualbogen gibt gleich große, entgegengesetzte Drehmomente ab. Erläuterungen zu den Teilabbildungen siehe Text.

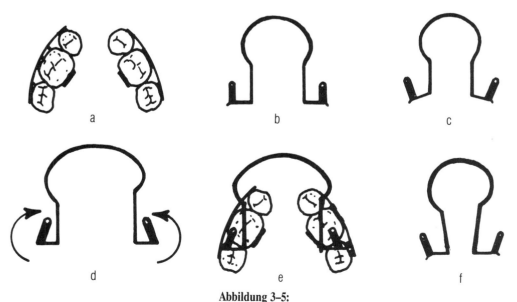

Abbildung 3–5:
Probeaktivierung des voraktivierten Lingualbogens. Erläuterungen zu den Teilabbildungen siehe Text.

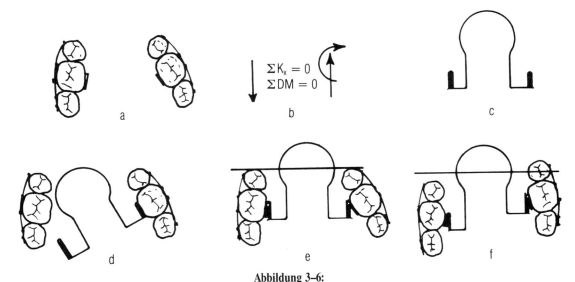

Abbildung 3–6:
Wirkung eines asymmetrisch voraktivierten Lingualbogens. Erläuterungen zu den Teilabbildungen siehe Text.

Führt man aber vor dem definitiven Einsetzen des so voraktivierten Lingualbogens eine Probeaktivierung durch – Ansetzen jener Drehmomente, die zum Einsetzen des Bogens in die Schlösser nötig sind –, so kann die Neutralposition des Bogens entweder eine Expansion oder eine Kompression zeigen (Abbildung 3–5e – Expansion; der Abstand vergrößert sich). Wird ein derart voraktivierter Lingualbogen verwendet, gibt er neben dem DM zusätzlich eine Expansivkraft ab. Somit wird ein anderes, nicht erwünschtes Rotationszentrum entstehen. Es muß also der Lingualbogen komprimiert werden, damit er in situ keine Einzelkraft mehr abgibt. Mit der Zeit muß wegen der allmählich stattfindenden Bewegung der Segmente eine leichte Nachaktivierung auf Expansion erfolgen, um die untere Zahnbreite nicht zu verändern.

3.1.3
Hilfestellung bei Korrektur von Asymmetrien in mesiodistaler Richtung
Bei einem rotierten bukkalen Segment oder Molaren ist eine asymmetrische Aktivierung des Lingualbogens erforderlich. Wie bereits beschrieben, werden dabei mesial und distal gerichtete Kräfte hervorgerufen. Abbildung 3–6 zeigt ein bukkales Segment im Unterkiefer rechts, das nach lingual rotiert ist (zweiter Prämolar zu weit lingual, zweiter Molar zu weit bukkal). Aus dem Gleichgewichtsdiagramm (Abbildung 3–6b) ist ersichtlich, daß das erwünschte einseitige Drehmoment gleich große, entgegengesetzte anterioposteriore Kräfte bewirkt. Die horizontale Referenzlinie (Abbildung 3–6e und f) zeigt die Wirkung der asymmetri-

schen Voraktivierung: eine mesialisierende Kraft rechts und eine distalisierende Kraft links.

3.1.4
Korrektur divergierender Okklusionsebenen in einem Kiefer
Oft sind die natürlichen Okklusionsebenen (NOE) rechts und links wie in Abbildung 3–7a verschieden. Eine der beiden Ebenen wird als therapeutisch richtig erkannt, die andere muß entsprechend rotiert werden. Für diese Bewegungen ist der Lingualbogen bestens geeignet.

In Abbildung 3–7a ist das linke bukkale Segment mesial aufwärts und distal abwärts rotiert. Ein Lingualbogen kann das erwünschte negative Drehmoment erzeugen, aber er wird gleichzeitig auch ein unerwünschtes positives Drehmoment an irgendeiner Stelle verursachen, d. h., ein Segment wird sich in die gewünschte Richtung bewegen, während das andere eine unerwünschte Bewegung in die entgegengesetzte Richtung ausführt. Unter Anwendung des Prinzips der „verstärkten Verankerung" verlängert man daher den Bogen vom rechten bukkalen Segment zum anterioren Segment (Abbildung 3–7b) und hat nun mindestens neun Zähne in einem Segment und nur drei im anderen. Gleich große, entgegengesetzte Drehmomente (für ein „Zwei-Zahn"-Problem aus der Sicht zweiter Ordnung) bewirken so die Korrektur der zu behandelnden Seite, bevor an der Verankerungsseite Bewegung sichtbar wird (Abbildung 3–7c). Zwar bewegt sich auch die verblockte Seite, aber nur geringfügig, je nach Ausmaß der Asymmetrie.

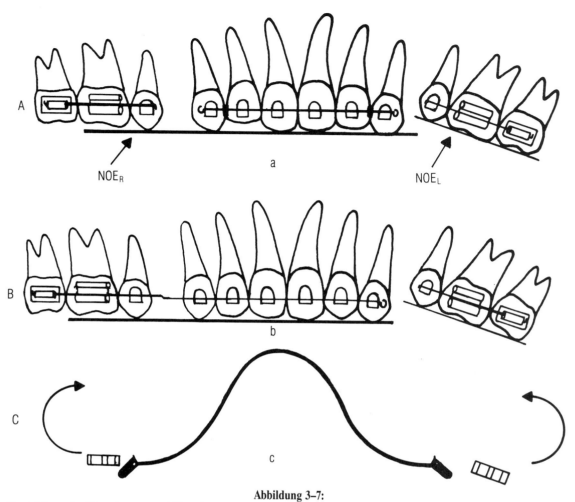

Abbildung 3–7:
Verstärkung der Verankerung und Korrektur asymmetrischer Okklusionsebenen. Erläuterungen zu den Teilabbildungen siehe Text.

3.1.5
Korrektur der Achseninklination in bukkolingualer und/oder mesiodistaler Richtung einzelner Zähne im bukkalen Segment

Bei vorzeitigem Verlust eines Prämolaren oder eines Molaren wandern posteriore Zähne mit der Zeit auf und kippen in die Lücke. Auch zur Aufrichtung dieser Zähne kann man den Lingualbogen unter Anwendung des Prinzips der „verstärkten Verankerung" und des „Zwei-Zahn-Konzeptes" benützen. In Abbildung 3–8 fehlt der erste linke Molar unten; der zweite Molar ist mesial gekippt. Ein reiner Hebelarm (gerader durchlaufender Bogen) würde sowohl eine Extrusionskraft am Molaren hervorrufen als auch seine Krone lingual und seine Wurzel bukkal rotieren. Auch die Verwendung eines Lingualbogens mit gleich großen, entgegengesetzten Drehmomenten hat keinen Sinn, wenn

dabei der eine Molar gegen den anderen „ausgespielt" wird.

Der Molar links wird sich aufrichten, aber der rechte würde nach mesial kippen. Gleich große, entgegengesetzte Drehmomente sind zwar auf der rechten Seite indiziert, aber nur bei verstärkter Verankerung (En-face-Sicht – Abbildung 3–8). Die Pfeilrichtung sollte nicht verwirren: Aus dieser Sicht bewegt sich die Krone des linken Molaren distal, und die Krone des rechten mesial. Auch hier bedeutet das nicht, daß das bukkale Segment rechts nicht beeinflußt wird. Es werden lediglich fünf Zähne gegen einen einzelnen Zahn „ausgespielt", und eine Bewegung von fünf Zähnen ist kaum festzustellen. Das bedeutet also: Je mehr Zähne in einem Segment verblockt sind, desto geringer ist die Bewegung.

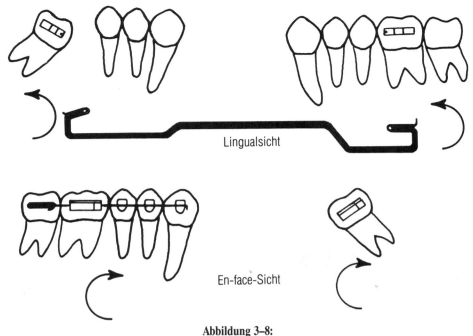

Abbildung 3–8:
Lingualbogen zur Molarenaufrichtung.

3.1.6
Reduktion unerwünschter Nebenwirkungen einer Mechanik

Unerwünschte Nebenwirkungen einer Mechanik treten während der Therapie durch Vergrößerung der Verankerungseinheiten oder durch Ausgleichen gleich großer, entgegengesetzt wirkender Nebenwirkungen auf. In Abbildung 2–14 wurde gezeigt, wie man das „Drei-Zahn-Konzept" zur Lösung intrasegmentaler Probleme anwenden kann. Der Lingualbogen ist deshalb so praktisch, weil die Fehlstellungen der gegenüberliegenden ersten Molaren oft spiegelbildlich gleich sind und sich die Nebeneffekte aufheben (s. Abbildung 2–14).

3.2
Therapiebeginn in der Praxis

Normalerweise dient der erste Termin eines Patienten der Beratung. Der Patient wird untersucht, und die Behandlungsmöglichkeiten werden mit den Eltern bzw. dem erwachsenen Patienten besprochen. Ein ungefährer Kostenvoranschlag wird erstellt, „je nachdem, was beim Röntgen und der Untersuchung herauskommt". Entschließt sich der Patient zur Behandlung, werden die Unterlagen zur genauen Therapieplanung hergestellt (Modelle, Röntgenaufnahmen, intra- und extraorale Fotos). Der Patient wird dann für die darauffolgende Woche zu einer halbstündigen klinischen Un-

tersuchung bestellt. Eine Woche später findet eine Besprechung mit dem Patienten statt, wobei die Untersuchungsergebnisse zusammen mit dem Behandlungsplan präsentiert werden. Außerdem werden weitere Themen besprochen: Extraktionen, Behandlungsdauer, Behandlungskosten usw. Ist der Patient einverstanden, unterzeichnet er den Vertrag. Es wird separiert, und beim nächsten Termin werden die vier ersten Molaren bebändert. Wieviel Zeit wurde bis jetzt für den Patienten „veranschlagt"?

1. Woche:	Beratung und Datenaufnahme	45 Minuten
2. Woche:	Klinische Untersuchung	30 Minuten
3. Woche:	Besprechung	30 Minuten
Gesamt		1 Stunde, 45 Minuten

Zuerst werden die ersten Molaren bebändert, „damit sich Johnny/Jane an die Zahnspange gewöhnen kann. Das macht es ihm/ihr viel leichter." Dafür ist eine Stunde vorgesehen. Dann werden die zweiten Molaren und zweiten Prämolaren separiert, die beim nächsten Termin Bänder erhalten (Dauer ebenfalls 60 Minuten). Beim dritten Termin (ebenfalls eine Stunde) werden die Brackets gesetzt. Beim vierten Termin (wieder eine Stunde) werden gelöste Brackets ersetzt. (Der Patient lernt sehr schnell, was beim Essen vermieden werden muß.) Die für die Nivellierungsphase vorgesehenen Bögen werden eingesetzt. Von den Röntgenaufnahmen bis zum Einsetzen der Bögen sind also 5 Stunden 45 Minuten vergangen. Von diesem Zeitpunkt an ist jeden Monat eine 30minutige Sitzung erforderlich, inklusive einer längeren Sitzung etwa alle 6–9 Monate.

3.3
Bögen für die Nivellierungsphase

Sind die Bänder zementiert und die Brackets gesetzt, beginnt die Nivellierungsphase, in der Lingualbögen und initiale Bögen, die in weitere Folge vorgestellt werden, Verwendung finden. Da in der Nivellierungsphase hauptsächlich Fehlstellungen erster und zweiter Ordnung behandelt werden, sollten flexible Drähte verwendet werden. Wichtig ist, daß das richtige Kräftesystem am Zahn wirkt. Der Bogen darf nicht bleibend verformt werden. Dünne, flexible Drähte haben einen relativ hohen P_{Max} (siehe Kap. 2), d. h. relativ hohe Kraftabgabe ohne bleibende Verformung. Ist das Segment von Anfang an ideal (keine Rotationen, keine Niveauunterschiede), kann genausogut initial ein 0,45 mm × 0,36 mm starker Draht als Stabilisierung einligiert werden.

Bei den typischen Fehlstellungen erster und zweiter Ordnung sind jedoch bestimmte Drähte anderen überlegen:

— 0,25 × 0,50 mm geschichteter Draht: Ein Stück 0,25 × 0,50 mm Banddraht aus Stahl

wird so umgebogen, daß Schicht über Schicht zu liegen kommt. Einligiert weist er bei Fehlstellungen erster Ordnung gute Flexibilität auf, bei Fehlstellungen zweiter Ordnung verhält er sich ziemlich steif. An der Knickstelle erhöht sich auch der Durchmesser des Drahtes, so daß diese Stelle als anteriorer „Stop" fungieren kann (Abbildung 3–9). Sollten Voraktivierungen nötig sein, so werden sie in bukkolingualer Richtung eingebogen. Dabei sollte der Draht um 5° überbogen werden. Dieser Draht gibt eine nicht allzu starke Kraft bei Bewegung des Zahnes in erster Ordnung ab, erweist sich aber als stark genug beim Verhindern von Bewegungen zweiter Ordnung.

— 0,40 mm oder 0,45 mm runde Niti- oder Nitinolbögen: Sie werden durchgehend von Molaren zu Molaren eingebunden und unterscheiden sich leicht in der Bogenform. Der Niti- ist hufeisenförmig und der Nitinolbogen parabelförmig. (Abbildung 3–10). Diese Drähte haben ein gutes „Erinnerungsvermögen". Sie nehmen die ursprüngliche Bogenform wieder ein und das selbst nach starker Verformung, die dank des hohen P_{Max} keine permanente Deformierung zeigt. Das gilt vor allem für den flexibleren NITI. Gemeinsam mit dem Lingualbogen sind sie für die Nivellierungsphase gut geeignet.

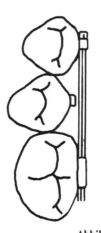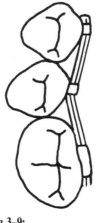

Abbildung 3–9:
0,25 mm × 0,20 mm geschichteter Draht.

Segmentbögen mit Loops: Vor der Nitinol-Niti-Ära erreichte man eine höhere Flexibilität (höhere Elastizität oder größeres P_{Max}) durch Einbiegen von Loops in Stahldrähte. Um an einem Zahn eine Kraft- oder Drehmomentabgabe zu erreichen, müssen die Loops voraktiviert wer-

den. Das gilt nicht für die Niti- oder Nitinolbögen. Die Abfolge der verwendeten Drahtstärken ist bei jeder Behandlung typisch: zuerst dünne, runde (0,35 mm oder 0,40 mm), später stärkere, viereckige (0,45 mm × 0,63 mm oder 0,53 mm × 0,63 mm).

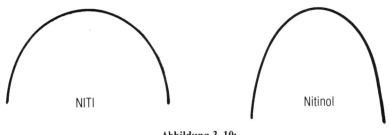

Abbildung 3–10:
Drähte mit „Erinnerungsvermögen".

Loopformen:
— *Dreieckige Loops* dienen der Korrektur von Rotationen und bukkolingualer Fehlstellungen (Fehlstellungen erster Ordnung).

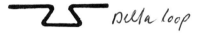

— *Vertikale Loops* finden ebenfalls bei Fehlstellungen erster Ordnung Verwendung. Sie sind besonders gut geeignet für die Abgabe gleich großer, entgegengesetzter Drehmomente. Der Loop muß sich dabei genau in der Mitte zwischen den Brackets befinden. Die Höhe der vertikalen Loops beträgt gewöhnlich zwischen 5 und 7 mm, je nach Tiefe der Umschlagfalte und der Form des Alveolarkamms usw.

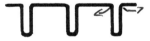

— *Horizontal-Loops* haben gewöhnlich die Form eines „L", eines „T", eines Rechtecks (Rectangular loop) oder einer „Schachtel" (Box loop). Damit werden sowohl Niveauunterschiede ausgeglichen (Fehlstellungen zweiter Ordnung) als auch Rotationen (Fehlstellungen erster Ordnung) korrigiert. Sind diese Loops in Runddrähte eingebogen, neigen sie zum „Rollen" und graben sich in die Weichteile (Wange oder Gingiva) ein. Man kann die korrekte Lage dieser Runddrähte mittels kleiner Orientierungsschlaufen aufrechterhalten, die man in den Draht zwischen den Flügeln des Zwillingsbrackets einbiegt. Bei Verwendung einflügeliger Brackets liegen diese Orientierungsschlaufen dem Bracketflügel an (Abbildung 3–15).

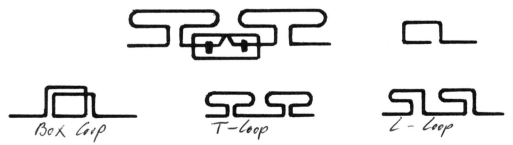

3.3.1
Nivellieren des anterioren Segments bei Nicht-Extraktionsfällen
3.3.1.1 Protrusion und geringe Intrusion. Die Korrektur eines geringen Frontengstandes durch Protrusion kann mit verschiedenen Methoden erreicht werden. Im allgemeinen wird ein durchgehender Bogen mit Vertikal-Loops von 0,35 mm oder 0,40 mm verwendet. Die Loops werden unmittelbar mesial des Eckzahnbrackets plaziert. Dieser Bogen kann entweder nur von Eckzahn zu Eckzahn reichen oder bei

korrekter Stellung der bukkalen Segmente bis zu den zweiten Molaren zurückreichen (Abbildung 3–11).

Bei der Herstellung eines VLB oder eines LLB wird der vorgefertigte 0,35 oder 0,40 mm Bogen über die Schneidezahnbrackets gelegt. Man markiert die Oberfläche der Eckzahnbrackets am Draht. An dieser Markierung wird die erste Biegung für den vertikalen Loop oder für den L-Loop gemacht. Nach der Fertigstellung sollten ca. 1–2 mm Aktivierung an jedem Brakket sein. Verwendet man die Zwillingsbrackets und ist die Voraktivierung des Drahtes zu groß gewesen, so kann man die Loops zwischen den Flügeln der Eckzahnbrackets einligieren (Abbildung 3–12). Beim Nachaktivieren muß der distale Schenkel des Vertikal-Loops oder L-Loops nur mehr mesial des Bracketflügels zu liegen kommen.

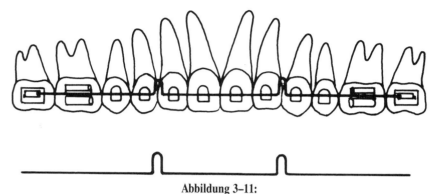

Abbildung 3–11:
0,40 mm starker Bogen mit Vertikal-Loops (VLB) zur geringen Protrusion der Frontzähne.

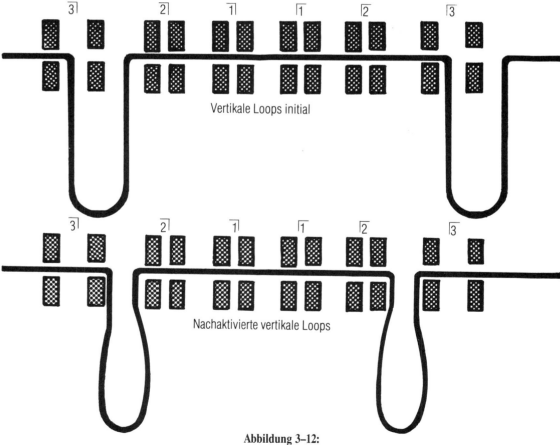

Vertikale Loops initial

Nachaktivierte vertikale Loops

Abbildung 3–12:
Anpassen eines vertikalen oder L-Loops.

3.3.1.2 Protrusion und Intrusion. Bei der Intrusion von Frontzähnen stützt man sich an beiden bukkalen Segmenten ab. Der Intrusionsbogen ist ein 0,45 mm × 0,63 mm Stahlbogen mit 1$^{1}/_{2}$ Windungen in jeder Helix („Base arch", Abbildung 3–13). Die beiden durch einen passiven unteren Lingualbogen verbundenen bukkalen Segmente verhindern jede Rotation erster oder dritter Ordnung. Die Extrusion hängt von der Intrusionskraft ab. Je größer die Intrusionskraft an den Schneidezähnen ist, desto größer ist auch die Extrusionskraft (und das Drehmoment) am bukkalen Segment. Sollten die Schneidezähne nicht protrudiert werden („Flaring"), wird der Basisbogen mit einer Ligatur zwischen Helix und Molarenband festgebunden, was im umgekehrten Fall unterlassen wird. Der Basisbogen kann auch an den flexibleren und teureren TMA-Draht hergestellt werden. Auf den TMA-Bogen kann ein Stop angeschweißt werden, wenn ein Festbinden („Tie back") erforderlich ist (Abbildung 3–14).

Folgende Bögen finden normalerweise Verwendung:

— 0,35 mm oder 0,40 mm Teilbogen mit vertikalen Loops (VLAS),
— 0,40 mm Teilbogen aus Stahl (ASS) mit einem 0,45 mm × 0,63 mm Basisbogen zur Protrusion des AS (wie in Abbildung 3–12 und 3–13),
— 0,45 mm Nitinolbogen, vorgefertigt (NB),
— 0,45 mm × 0,63 mm Nitinolbogen, vorgefertigt (NB),
— 0,45 mm × 0,63 mm Stahlbogen, vorgefertigt (SB).

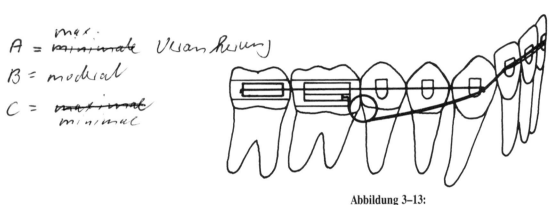

A = ~~minimale~~ mas. Verankerung
B = mittal
C = ~~maximale~~ minimal

Abbildung 3–13:
Der Basisbogen kann entweder intrusiv oder extrusiv wirken.

3.4
Eckzahnretraktion

3.4.1
Nivellieren des anterioren Segments und Eckzahnretraktion

In Extraktionsfällen muß oft zur richtigen Einstellung der Schneidezähne der Eckzahn retrahiert werden. Die Bedingungen im anterioren Segment geben das Ausmaß der Eckzahnretraktion vor. Diese kann über eine geringe Distanz nötig sein (unkontrolliertes Kippen) oder sich fast über die gesamte Extraktionslücke erstrecken (kontrolliertes Kippen oder Translation).

● Eckzahnretraktion ≤ 2 mm
(Minor cuspid retraction)
— Unkontrolliertes Kippen
(ca.1–2 mm erforderlich)
— Nivellieren im BS möglich
— Erforderliche Zahnbogenlänge
ca. 1–2 mm/Seite
— Verankerungskategorie A oder B+
— distale Kraft < 250 g
— lange Eckzahnwurzeln
— Eckzahn leicht mesial gekippt

● Eckzahnretraktion > 2 mm
(Major cuspid retraction)
— Kontrolliertes Kippen oder Translation
(> 3 mm erforderlich)
— BS erforderlich (mind. 0,45 × 0,63 mm Stahl)
— Erforderliche Bogenlänge > 2 mm/Seite
— Verankerungskategorie B oder C
— distale Kraft > 250 g
— Retraktion der Schneidezähne erfolgt auf gleiche Weise (kontrolliertes Kippen oder Translation)
— Gute Achseninklination der Eckzähne, die man erhalten will

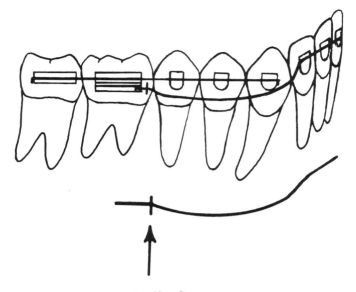

Angeschweißter Stop

Abbildung 3–14:
An den TMA-Basisbogen wird ein Stop angeschweißt.

3.5
Eckzahnretraktion ≤ 2 mm
(Minor cuspid retraction)

Eine Retraktion des Eckzahns bis 2 mm (unkontrolliertes Kippen) kann normalerweise gleichzeitig mit der Nivellierungsphase der bukkalen Segmente durchgeführt werden. Eine Eckzahnretraktion über eine größere Distanz als 3 mm (kontrolliertes Kippen oder Translation) wird hingegen nicht vor dem Einbringen eines starken Stabilisierungsdrahtes in die bukkalen Segmente (0,45 mm x 0,63 mm oder stärker) durchgeführt.

Einige Faktoren sind für jede Eckzahnretraktionsart zu berücksichtigen:
— Ausmaß des Frontengstandes:
  Geringgradige Eckzahnretraktion ist indiziert bei geringem erforderlichem Bogenlängengewinn im Frontzahnbereich, d. h., ~ 1–2 mm pro Seite.
  In Fällen der Verankerungskategorie A oder B+ erfolgt die Eckzahnretraktion durch unkontrolliertes Kippen (die Kraft am bukkalen Segment kann sehr gering gehalten werden, < 250 g.
  In Fällen der Verankerungskategorie B– oder C erfolgt die Eckzahnretraktion durch kontrolliertes Kippen (stärkere Verankerung erforderlich).
— Gleichzeitige Frontzahnretraktion: Sollen die Schneidezähne durch kontrolliertes Kippen retrahiert werden (Verankerungskate-

gorie A oder A–), empfiehlt sich, die Eckzahnretraktion in derselben Weise durchzuführen. Das gesamte anteriore Segment kann dann mittels eines 0,45 mm × 0,63 mm ASS von Eckzahn zu Eckzahn verbunden und en bloc aufgerichtet werden.
— Ursprüngliche Achseninklination der Eckzähne: Ist die Achseninklination der Eckzähne von Beginn an korrekt, so ist es sinnlos, diese durch unkontrolliertes Kippen zu ändern. Das gilt auch für Bewegungen über geringe Distanzen. Man sollte sie erhalten und die Eckzahnretraktion durch Translation oder kontrolliertes Kippen durchführen. (Je nach Wurzellänge und Ausmaß der Retraktion ist beim kontrollierten Kippen unter Umständen nicht einmal eine spätere Wurzelaufrichtung nötig.)
— Klassifizierung der Verankerung: Bei Situationen der Kategorie A ist im allgemeinen eine geringgradige Eckzahnretraktion (unkontrolliertes Kippen) indiziert, da die distale Kraft relativ klein gehalten werden kann (unter 250 g). Dabei kommt es zu keinem Vorwandern der bukkalen Segmente.
  In Fällen der Verankerungskategorie B und C hilft das kontrollierte Kippen oder die Translation bei der Protraktion der bukkalen Segmente. Wie Untersuchungen ergeben haben, scheint der Grenzwert, ab dem eine Bukkalsegmentverschiebung erfolgt, um 300 g zu liegen. In Situationen der Kategorie A wird die Distalkraft möglichst bei

300 g oder darunter gehalten, in Situationen der Kategorie C sind Distalkräfte von über 500 g nicht ungewöhnlich.

— Lage der Eckzähne: Die Eckzähne befinden sich manchmal außerhalb des Zahnbogens im Bukkalstand. In diesen Fällen wird die Eckzahnretraktion meist durch kontrolliertes Kippen durchgeführt. Eine reine Rotation um den Apex genügt oft, um die Eckzähne in Ideallage zu bringen.

3.5.1 Praktisches Vorgehen
3.5.1.1. Eckzahnretraktion ≤ 2 mm. Soll jedweder Verankerungsverlust vermieden werden

(Verankerungskategorie A), muß jedes noch so geringfügige Mesialisieren der bukkalen Segmente verhindert werden. Die Verankerungseinheit soll so groß wie möglich sein. Das Einbeziehen der zweiten Molaren ist dabei fast unumgänglich (Abbildung 3–15). Man verwendet einen 0,45 mm × 0,63 mm starken Basisbogen, der eine geringe Intrusionskraft auf die Frontzähne abgibt. Dieser soll zwar nicht so stark sein, daß eine Intrusion erfolgt, aber groß genug, um ein kleines negatives Drehmoment am bukkalen Segment zu bewirken.

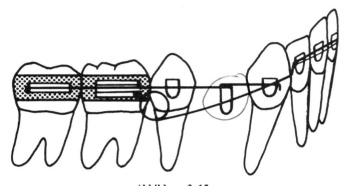

Abbildung 3–15:
Retraktionsmechanik für Verankerungskategorie-A-Fälle.

3.5.1.2 Die Retraktionsdistanz beträgt nicht mehr als 1 bis 2 mm in Fällen der Verankerungskategorie B oder C. Dabei kann das Nivellieren des bukkalen Segmentes mit einem „dünnen" Draht (0,40 mm o. a.) gleichzeitig mit der geringgradigen Eckzahnretraktion stattfinden. Eine Retraktionsmechanik dafür stellt der Omega-Loop dar. Er kann aus dem Hilfsröhr-

chen des ersten Molaren extendieren. Um ein „Rollen" des Omega-Loops zu verhindern, ist meist am Eckzahn ein Orientierungs-Loop unter dem Bracketflügel erforderlich. Die Distalkräfte können 300 g oder mehr betragen. Der Lingualbogen wird in Abbildung 3–16 nicht gezeigt, ist aber selbstverständlich in situ.

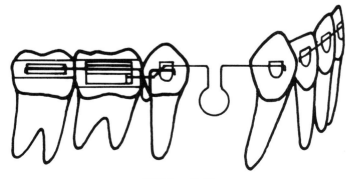

Abbildung 3–16:
Omega-Loop (0,40 mm) für Verankerungskategorie-B-oder-C-Fälle.

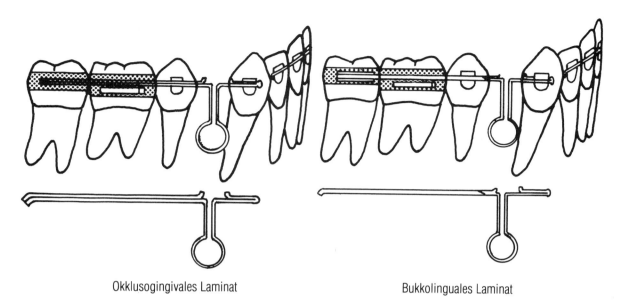

Okklusogingivales Laminat   Bukkolinguales Laminat

Abbildung 3–17:
Omega-Loops aus geschichtetem Draht.

Auch ein 0,25 mm × 0,50 mm geschichteter Draht (Laminat) kann verwendet werden. Die Schichten des Drahtes können, der Art der Fehlstellungen entsprechend, bukkolingual oder okklusogingival angeordnet sein. Bei Niveauunterschieden okklusogingival verwendet man den Draht okklusogingival geschichtet, wobei der Draht über der Extraktionslücke (Abbildung 3–17) nur einlagig geführt wird. Bei bukkolingualen Fehlstellungen wird das Laminat bukkolingual gelegt und der einfach geführte Drahtteil unmittelbar vor dem Loop verdreht. Auf

diese Weise erhält man gute okklusogingivale „Steifheit" und gute bukkolinguale Flexibilität (Abbildung 3–17).

Diese Bögen werden durch Umbiegen des Drahtendes distal des zweiten Molarenröhrchens („Cinching") aktiviert. Außer für die geringgradige Eckzahnretraktion kann man diese Laminate bei verschiedenen Korrekturen in der Nivellierungsphase im bukkalen Segment anwenden. Wie jede Retraktionsmechanik bewirken die Laminate eine Distalrotation der Eckzähne während der Retraktion. Am mesialen

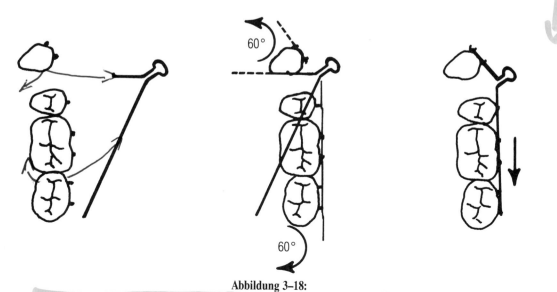

Abbildung 3–18:
Antirotationsbiegungen verhindern eine Distalrotation des Eckzahns während des Lückenschlusses.

Schenkel („Alpha-Teil") sollte eine Antirotationsbiegung (Biegung erster Ordnung) angebracht werden, und am distalen Schenkel („Beta-Teil") eine Antirotationsrichtung gleicher Größe, doch entgegengesetzt.

Auch ein Vertikal-Loop, dessen Schenkel sich kreuzen („geschlossener Vertikal-Loop" 0,40 mm, Abbildung 3–19) dient zur Eckzahn-retraktion. Dieser reicht vom Hilfsröhrchen des ersten Molaren bis zum Eckzahnbracket und wird in analoger Weise aktiviert („Cinching"). Auf das bukkale Segment wirkt eine protrahierende Kraft und ein positives Drehmoment, während der Zahn am Draht „zurückwandert". Die Aktivierung sollte 1–2 mm nicht überschreiten.

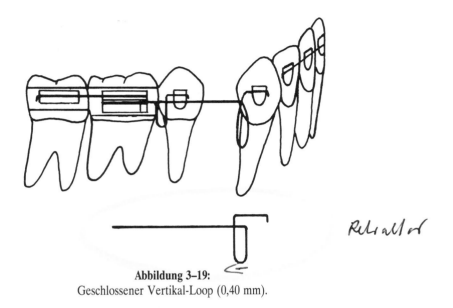

Abbildung 3–19:
Geschlossener Vertikal-Loop (0,40 mm).

3.6
Eckzahnretraktion > 2 mm
(Major cuspid retraction)

Für die Translation oder das kontrollierte Kippen des Eckzahns gibt es folgende „Wunschliste":
— Kontrolle der Eckzahnposition bezüglich Rotation und labiolingualer Stellung (erste Ordnung);
— Das Rotationszentrum soll für das kontrollierte Kippen am Apex, für die Translation im Unendlichen liegen;
— Optimale Dauer des Lückenschlusses (1 mm oder mehr pro Monat);
— Minimale Unbequemlichkeit für den Patienten.
Die Verwendung des T-Loops wird empfohlen, da er allen Anforderungen an eine Retraktionsmechanik entspricht:
— Er ist problemlos neben dem Patienten herzustellen.
— Er ist gegen Deformation widerstandsfähig.
— Er ist billig.
— Er kann leicht in eine für den Patienten angenehme Paßform gebracht werden.

— Er besitzt ein ausreichendes Drehmoment-zu-Kraft-Verhältnis für kontrolliertes Kippen oder Translation.
— Sein Drehmoment-zu-Kraft-Verhältnis kann problemlos reguliert werden.
Abbildung 3–20 zeigt einen typischen Fall. Eine Eckzahnretraktion von 4 mm pro Seite ist zur Einstellung der Frontzähne nötig. Die ursprüngliche Achseninklination der Eckzähne ist gut, so daß Translation die „ideale" Retraktionsart darstellt. Um wie in diesem Beispiel die urspüngliche Klasse I – Verzahnung zu erhalten, ist ein Aufwandern der oberen und unteren bukkalen Segmente von 3 mm indiziert (Verankerungskategorie B). In jedem bukkalen Segment befindet sich außerdem ein 0,45 mm × 0,63 mm starker Draht zur Stabilisierung (BSS).

Der T-Loop ist eine wirkungsvolle Retraktionsmechanik. Er wird aus 0,45 mm × 0,63 mm Stahl oder noch besser aus 0,43 mm × 0,63 mm TMA hergestellt. Zuerst wird der T-Loop passiv von Hilfsröhrchen der ersten Molaren bis zum Eckzahnbracket gebogen. Bei idealer Zahnstellung nach der Nivellierungsphase liegt der Bracketschlitz des Eckzahns okklusaler als

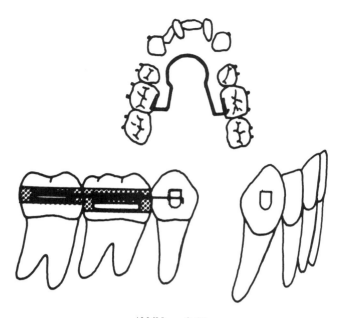

Abbildung 3–20:
Typischer Fall für eine Eckzahnretraktion mittels Translation.

das Hilfsröhrchen der ersten Molaren. Das muß bei der Herstellung des T-Loops berücksichtigt werden. Gebogen wird mit einer Marcotte-Zange (Abbildung 3–23), wobei der Drahtanteil im Eckzahnbereich um den Durchmesser des großen Zylinders der Zange okklusaler zu liegen kommt (Abbildung 3–21). Erfolgt der Lückenschluß reziprok, so wird der T-Loop genau zwischen den Hilfsröhrchen und dem Eckzahnbracket positioniert (µ-Position, Abbildung 3–22). Da das jeweilige Aktivierungsdrehmoment von der Drahtlänge in der Retraktionsfe-

der abhängt, gilt der Merksatz: „Der Loop wird dort angebracht, wo die meiste Zahnbewegung erwünscht wird."

Soll mehr Eckzahnretraktion als Protraktion des bukkalen Segments erfolgen, plaziert man den T-Loop nahe dem Eckzahn (α-Position, Abbildung 3–21). Wird jedoch mehr Bukkalsegmentprotraktion gewünscht, so liegt der T-Loop so nahe wie möglich am Hilfsröhrchen (β-Position). In der β-Position muß für ein oder zwei Nachaktivierungen des T-Loops genügend Platz sein.

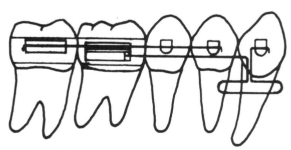

Bei idealer Zahnstellung liegt das Molarenhilfsröhrchen gingivaler als der Bracketschlitz am Eckzahn

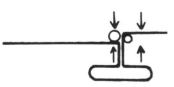

Um den Durchmesser des großen Zylinder der Zange kommt der Alpha-Teil okklusaler zu liegen

Abbildung 3–21:
Biegung für den Alpha-Teil (Eckzahnteil) des T-Loops.

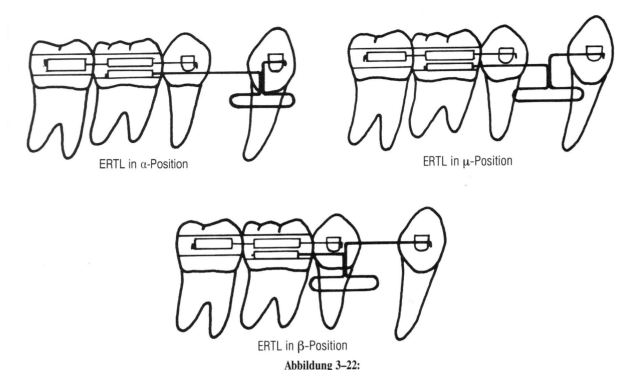

ERTL in α-Position

ERTL in μ-Position

ERTL in β-Position

Abbildung 3–22:
α-, μ-, β-Position eines passiven T-Loops. (Eckzahnretraktionsmechanik mittels eines T-Loops = ERTL).

3.6.1
Voraktivierung des T-Loops

Der passive T-Loop kann mittels der Aderer-Zange und der rundbackigen Zange voraktiviert werden. Die rundbackige Zange ist eine Modifikation der Tweed-Zange. Die eine Backe besteht aus drei hintereinander angeordneten Zylindern unterschiedlichen Durchmessers, die andere Backe aus einem nach vorne zulaufenden Konus (Abbildung 3–23). Die Rundung verhindert das Entstehen „kritischer Bereiche" beim Biegen des Drahtes (s. S. 45). Sie wird von der Firma „Orthopli Company" hergestellt.

Die theoretische Erörterung der Aktivierungsdrehmomente und des Drehmoment-zu-Kraft-Verhältnisses im passiven T-Loop erfolgt später (S. 129). Vorläufig sei nur gesagt, daß für kontrolliertes Kippen des Eckzahns ein passiver T-Loop mit einer Beta-Biegung zum Aufrechterhalten der posterioren Verankerung verwendet werden kann (Abbildung 3–24). Das genügt zur Eckzahnretraktion mit Rotation um den Apex. Je nach Retraktionsausmaß und ursprünglicher Achseninklination des Eckzahns kann bei entsprechender Wurzellänge kontrolliertes Kippen ausreichen und ein anschließender Wurzeltorque überflüssig werden. Um die Verankerungseinheit (= bukkales Segment) stabil zu halten, muß der T-Loop in α-Position einligiert werden, wo er sein „eingebautes" Ak-

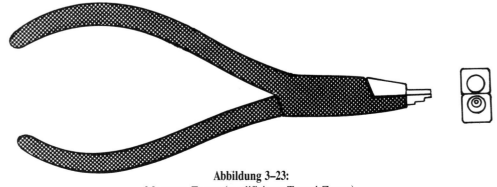

Abbildung 3–23:
Marcotte-Zange (modifizierte Tweed-Zange).

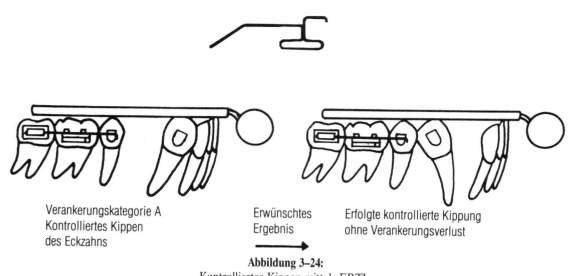

Abbildung 3–24:
Kontrolliertes Kippen mittels ERTL.

tivierungsdrehmoment entfaltet. Die Retraktion erfolgt durch kontrolliertes Kippen, um die distal wirkende Kraft unter dem kritischen Bereich von 300 g, ab dem eine Mesialwanderung des bukkalen Segments eintritt, zu halten. Erfolgt die Eckzahnretraktion durch Translation, wie in Fällen der Verankerungskategorie B oder C, muß der T-Loop ein Drehmoment von ungefähr 3 500 g-mm abgeben können. Abbildung 3–25 zeigt die korrekte Drehmomentvoraktivierung. Der anteriore, horizontale Anteil des T-Loops nimmt zum posterioren, horizonta-

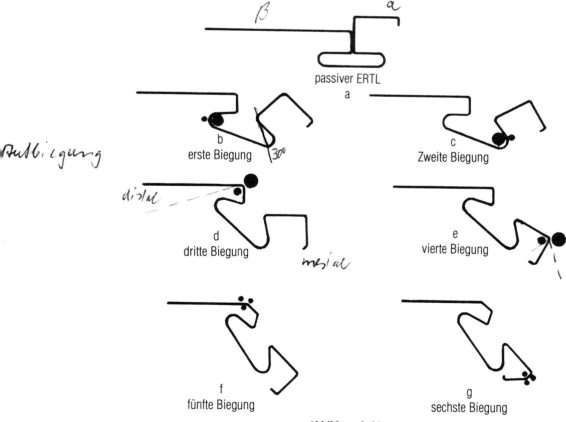

Abbildung 3–25:
Einbiegen der Drehmomentvoraktivierungen.

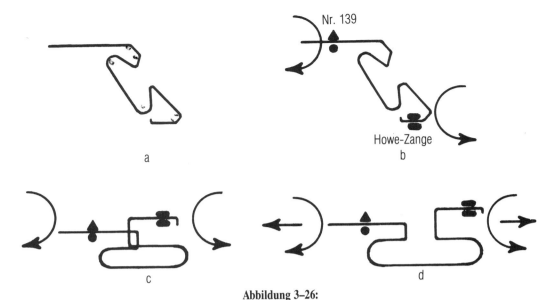

Abbildung 3–26:
Vorgehen bei der Probeaktivierung. Erläuterungen der Teilabbildungen siehe Text.

len einen Winkel von 180° ein. Natürlich wird die mesiale Kraft auf das bukkale Segment größer als 300 g sein, aber ein geringer Verankerungsverlust ist erwünscht. Auch hier wird die modifizierte Tweed-Zange für die T-Loop-Voraktivierung verwendet.

Die Voraktivierungsbiegungen sind eigentlich zu stark („Überbogen"). Nach der Probeaktivierung findet man aber 180° an Drehmomentvoraktivierung (Abbildung 3–26).

3.7
Probeaktivierung

Bei der Probeaktivierung, die bei jedem Bogen vorgenommen werden sollte, geht man folgendermaßen vor:

Der voraktivierte T-Loop (Abbildung 3–26a) wird mit zwei Zangen gehalten (#139, #442 oder mit der Howe-Zange). Beide Hände können frei nach lateral und nach vertikal bewegt werden. Dann werden die horizontalen Schenkel des T-Loops auf das Aktivierungsniveau (Bracketebene) gebracht (Abbildung 3–26b). Sind die Schenkel am Bracketniveau, kreuzen sich die beiden vertikalen Drahtstücke des Loops (Abbildung 3–26c). Der T-Loop wurde somit in seine Neutralposition gebracht. In diesem Beispiel ist sie – 2 mm, d. h., die vertikalen Schenkel kreuzen sich 2 mm lang, wenn die Aktivierungsdrehmomente – und nur diese! – angreifen. Der Loop hat also 2 mm an horizontaler Voraktivierung bereits „eingebaut", wenn die vertikalen Schenkel des passiv gebogenen Loops einander berühren.

Nun führt man eine Lateralbewegung aus, als wolle man den Loop für horizontal wirkende Kräfte voraktivieren (Abbildung 3–26d). (Für eine Eckzahntranslation ist ein 5 mm großer Abstand zwischen den vertikalen Schenkeln ausreichend. Es sind bereits 2 mm eingebaut, somit beträgt die Voraktivierung 7 mm!) Da die Neutralposition bei – 2 mm liegt, kann man jederzeit die noch im Loop vorhandene Aktivierung feststellen. Mißt man beim nächsten Behandlungstermin 4 mm zwischen den vertikalen Schenkeln, so weiß man, daß noch 6 mm an Aktivierung übrig sind.

Beim kontrollierten Kippen, bei dem man sich nur das Aktivierungsdrehmoment nutzbar macht, ist die neutrale Position der vertikalen Schenkel ca. 0 mm, d. h., die Enden berühren einander gerade. Auch hier kann man leicht die noch vorhandene Aktivierung feststellen, indem man den Abstand der vertikalen Schenkel mißt.

Die Lage des T-Loops bukkal der Kronenoberfläche verursacht eine Distalrotationstendenz des Eckzahns. Freilich tendiert er auch zu einem Bukkalstand. Das muß nach Abschluß des Lückenschlusses korrigiert werden. Damit verlängert sich gewöhnlich die Behandlungsdauer um einige Monate. Es gibt zwei Möglichkeiten, diese Rotation erster Ordnung unter Kontrolle zu halten:
a) Lingual wirkende Gummizüge (Abbildung 3–27). Ein an der Lingualfläche des Eckzahnes angeklebtes Knöpfchen erlaubt dem Patienten, einen täglich zu wechselnden Gummizug am Eckzahn anzubringen. Da der elastische Gummizug ungefähr die Hälf-

te der für die Eckzahnretraktion benötigten Distalkraft anbringt, muß die distal wirkende Kraft im Retraktionsbogen halbiert werden. Diese Methode setzt natürlich die Kooperation des Patienten voraus und kann deshalb problematisch sein.

b) Antirotationsbiegungen im Retraktions-Loop. Diese Methode hängt nicht von der Kooperation des Patienten ab und wird deshalb bevorzugt. Die Kraftwerte sind konstanter als beim täglichen Wechseln des Gummizuges. Neben den Drehmomentakti-

vierungen zweiter Ordnung (Alpha-Drehmoment) kann man zusätzlich erster Ordnung (Antirotationsbiegungen) in den Loop einbiegen. Einige Eckzahnbrackets Eckzahnbracket von Ormco nach Burstone) haben ein 0,45 mm × 0,63 mm vertikales Hilfsröhrchen („Washer") angeschweißt. Ich bin im Laufe der Jahre wegen bestimmter Probleme von dieser Bracketart abgekommen. Das Einsetzen des 0,34 mm × 0,63 mm Drahtes in das 0,45 mm × 0,63 mm Röhrchen verlangt eine ziemliche Präzision.

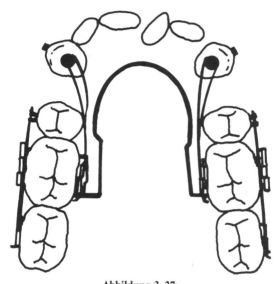

Abbildung 3–27:
Lingual wirkende Gummizüge beschränken die Rotationstendenz des Eckzahns.

Spießt sich der Draht, wendet man natürlich ein bißchen mehr Kraft an, und dann bricht auch schon das Bracket weg, und man beginnt von vorne. (Das scheint immer an einem Freitag um 16.45 zu passieren!) Selbst bei Reduktion der 0,63 mm breiten Seite des Drahtes mittels eines Karborundsteinchens (Abbildung 3–28) bewirkt das „Spiel" des Drahtes im verti-

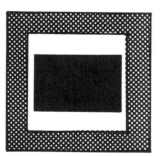

Reduktion der ursprünglichen Drahtdimension von 0,45 mm x 0,63 mm

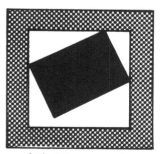

Antirotationsmoment (erster Ordnung)

Abbildung 3–28:
Aufsicht auf ein vertikales Hilfsröhrchen am rechten Oberkiefereckzahn.

kalen Röhrchen eine Reduktion der Voraktivierung erster Ordnung, die in die vertikalen Schenkel des Loops eingebogen wurde. Die drastische Querschnittsreduktion eines 0,43 mm × 0,63 mm starken Drahtes verursacht in diesem für permanente Verformung empfindlichen Bereich einen sogenannten „kritischen Bereich". Ich bevorzuge daher die Verwendung des Eckzahnbracketslots zum Anbringen des Retraktionsloops. Das Antirotationsdrehmoment wirkt so besser auf den Eckzahn (Abbildung 3–29).

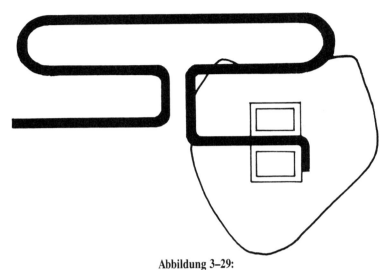

Abbildung 3–29:
Über den Bracketslot erfolgt eine bessere Abgabe des Antirotationsmoments.

Man faßt den „T-nahen" Teil des vertikalen Schenkels mit der Zange Nr. 139 und torquiert das Drahtstück mit der am anderen Ende ansetzenden Howe-Zange um 90°. Da an beiden Schenkeln 90° Antirotation eingebogen werden, beträgt die gesamte Antirotationsvoraktivierung 180° (Abbildung 3–30b). Der T-Loop hat jetzt die Drehmomente erster Ordnung (Antirotation), die Drehmomente zweiter Ordnung (Antitip) und eine horizontal wirkende Kraft „eingebogen" und wird neuerlich einer Probeaktivierung unterzogen. Dann ist er zum Einsetzen bereit (Abbildung 3–30c).

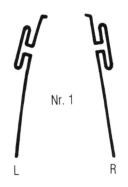

Nr. 1

L   R

Passive T-Loops

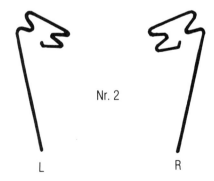

Nr. 2

L   R

Antirotationsbiegungen

Abbildung 3–30:
Antirotationsbiegungen sind in den ERTL eingebogen. Erläuterungen der Teilabbildungen siehe Text.

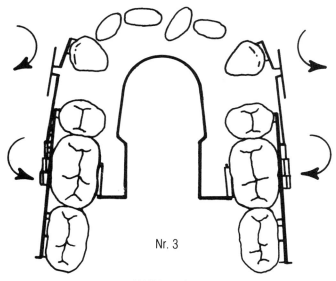

Nr. 3

Abbildung 3–30:
(Fortsetzung)

Bei der Eckzahnretraktion kommt es manchmal zu einer bukkalen oder lingualen Stellung, die eine leichte Korrektur erfordert. (Stellt sich der Eckzahn labial ein, muß die Antirotationsbiegung im distalen Teil des Loops – β-Teil – verstärkt werden, steht er zu weit lingual, ist die Antirotationsbiegung im Alpha-Teil zu verstärken.) Manchmal kippt der Eckzahn (Krone distal, Wurzel mesial), und das Drehmoment muß vergrößert werden. (Möglicherweise wurde der Bogen während des Einsetzens oder beim Essen deformiert.) Manchmal scheint sich der Eckzahn einfach nicht zu rühren, obwohl man ziemlich sicher ist, daß alle Kräfte und Drehmomente stimmen. (Das Drehmoment kann zu groß sein, die Eckzahnretraktion beginnt mit der Wurzelbewegung.) Bei Problemen dieser Art genügt es gewöhnlich, durch Erhöhen der horizontal wirkenden Kraft das Drehmoment-zu-Kraft-Verhältnis für die Translation zu korrigieren. Eine Entfernung des T-Loops ist nicht nötig.

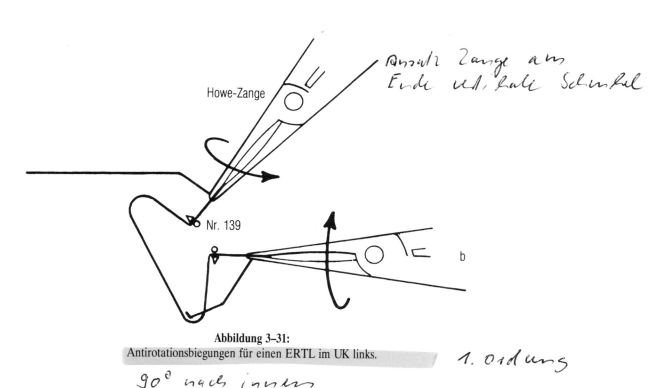

Howe-Zange

Nr. 139

b

Abbildung 3–31:
Antirotationsbiegungen für einen ERTL im UK links.

Die Eckzahnretraktion kann vollständig bis zum zweiten Prämolaren durchgeführt werden oder gerade so weit, daß ein Einstellen der Frontzähne ermöglicht wird. Es gibt dafür keine festen Regeln. Manchmal verläuft die Eckzahnretraktion so gut, daß man alles andere hintanstellt und den Eckzahn die Extraktionslücke vollständig schließen läßt. Dann können die Schneidezähne en bloc retrahiert werden. Außerdem besteht das anteriore Segment dann aus sechs Zähnen. Das hat den Vorteil, daß nur ein einziger 0,45 mm × 0,63 mm ASS mit zwei Hilfsröhrchen (0,55 mm × 0,71 mm) angefertigt werden muß.

Nach Translation müßte die Achseninklination des Eckzahns zufriedenstellend sein. Das kann klinisch überprüft werden durch Röntgenaufnahme (rechts- und linksseitige 45° Fernröntgenaufnahmen) oder durch ein Orthopantomogramm. Wurde der Eckzahn kontrolliert gekippt, kann eine Korrektur der Eckzahnwurzel vor dem Einbinden des Eckzahns ins anteriore Segment nötig sein.

3.8
Wurzeltorque am Eckzahn

Die Erörterung des Wurzeltorques soll durch ein Beispiel erleichtert werden. Angenommen, es besteht im Unterkiefer eine Verankerungskategorie-A-Situation. Man hat sich zum Auflösen *max.*

des Frontengstandes zur Eckzahnretraktion in zwei Phasen entschlossen. Die erste Phase (kontrollierte Kippung) ist bereits beendet. Die Eckzahnkrone berührt den zweiten Prämolaren (Abbildung 3–32b). Der Eckzahn ist aber distal gekippt. Daher muß in der zweiten Phase des Lückenschlusses seine Wurzel aufgerichtet werden (positive Wurzelretraktion, Abbildung 3–32c).

Das ist durch ein positives Drehmoment am Eckzahn (Wurzel nach distal, Krone nach mesial) bei gleichzeitigem Unterdrücken der Mesialwanderung der Krone (mit einer vom bukkalen Segment ausgehenden Ligatur – „Tie back") zu erreichen. Dieses Drehmoment kann durch eine Wurzelaufrichtefeder erzeugt werden. Die Bezeichnung Wurzelaufrichtefeder ist irreführend, denn sie kann weit mehr, als lediglich ein Drehmoment zur Wurzelretraktion des Eckzahns bewirken. Der Behandler kann nämlich die Alpha (anterioren)- und Beta (posterioren)-Voraktivierungsdrehmomente genau dosieren. Dabei ist zu beachten, daß „große Alphas extrudieren" oder daß, wenn die Drehmomentvoraktivierung im Alpha-Teil größer als die des Beta-Teils (z. B. α = 45°, β = 10°) ist, der Eckzahn während der Wurzelbewegung nach distal zu extrudieren tendiert.

Dabei wirkt auf die Verankerungseinheit eine Intrusionskraft, während ihre Wurzeln me-

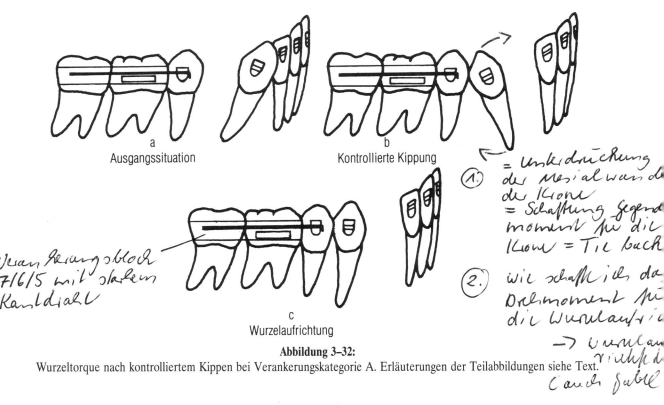

a
Ausgangssituation

b
Kontrollierte Kippung

c
Wurzelaufrichtung

Abbildung 3–32:
Wurzeltorque nach kontrolliertem Kippen bei Verankerungskategorie A. Erläuterungen der Teilabbildungen siehe Text.

sial wandern. Bei korrekt durchgeführter kontrollierter Kippung ist neben dem Drehmoment für die distale Wurzelbewegung gewöhnlich eine leichte Extrusionskraft am Eckzahn erforderlich. Das Alpha-Drehmoment ist daher normalerweise etwas größer als das Beta-Drehmoment.

Wegen der anatomischen Gegebenheiten im Kiefer begünstigt die Extrusion eines Zahnes die Wurzelbewegung. Extrusion ist auch lange vor einer Intrusion bemerkbar. Bei korrektem kontrolliertem Kippen des Eckzahns soll die Krone etwas unterhalb der Okklusionsebene zu liegen kommen (Abbildung 3–32b). Neben dem positiven Drehmoment ist eine leichte Extraktionskraft erforderlich. Auf jeder Seite steht der Wurzelretraktion des Eckzahns eine Wurzelprotraktion der drei Zähne des bukkalen Segments gegenüber. Auch diesmal sind beide Segmente durch einen 0,45 mm × 0,63 mm Stahldraht verblockt. Die rechte und die linke Seite sind außerdem mit einem 0,91 mm Lingualbogen verbunden. (Die Beispiele in Abbildung 3–34 zeigen die Varianten des Lingualbogens.) Sie bilden nun ein bukkales Segment an sechs verblockten Zähnen, das einen großen, vielwurzeligen Zahn darstellt. Die Wurzelretraktion des Eckzahns kann so leicht gegen die mesiale Wurzelbewegung der bukkalen Segmente „ausgespielt" werden.

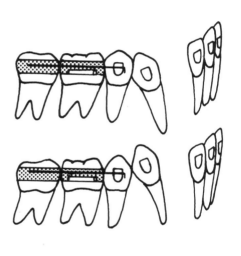

Der Eckzahn benötigt eine Extrusion und einen Wurzeltorque; $\alpha > \beta$

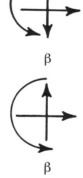

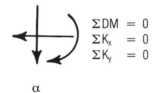

$\Sigma DM = 0$
$\Sigma K_x = 0$
$\Sigma K_y = 0$

β α

$\Sigma DM = 0$
$\Sigma K_x = 0$
$\Sigma K_y = 0$

β α

Der Eckzahn benötigt eine Intrusion und einen Wurzeltorque; $\alpha < \beta$

Abbildung 3–33:
Wirkung unterschiedlicher α-Drehmomente.

am 3 wirkt das @ Drehmoment

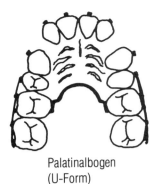

Palatinalbogen
(U-Form)

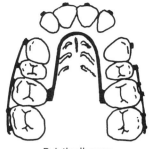

Palatinalbogen
(Hufeisenform)

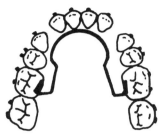

Lingualbögen im UK

Abbildung 3–34:
Lingualbögen.

3.9
Praktisches Vorgehen

Ein 0,45 mm × 0,63 mm großes Hilfsröhrchen befindet sich am Molarenband, der Slot mißt 0,55 mm. Verwendung finden entweder die gewöhnlichen Zwillingsbrackets oder die einflügeligen Brackets. Der Handel bietet auch Eckzahnbrackets mit integrierten Vertikalröhrchen z. B. das Eckzahnbracket von Ormco nach Burstone mit einem vertikalen Hilfsröhrchen von 0,45 mm x 0,63 mm) an. Die Wurzelaufrichtefeder für den Eckzahn kann aus Stahl (0,45 mm x 0,63 mm) hergestellt werden. Diese Drahtstärke ist erfahrungsgemäß in der Lage, ein genügend großes Drehmoment (4,000 bis 4,500 g-mm bei 90° Voraktivierung) für eine wirkungsvolle Wurzelbewegung abzugeben. Die Stahlfeder muß je eine Helix im Alpha- und im Beta-Teil aufweisen, damit die Voraktivierungsbiegungen ohne permanente Verformung des Drahtes eingebogen werden können (Abbildung 3–35).

Für den Eckzahnwurzeltorque genügt eine Alpha-Voraktivierung von 45°. Diese gibt dann im aktivierten Zustand ein Drehmoment von ca. 3 000 g-mm ab. Der Beta-Drehmoment ist etwas geringer (30°, 2 000 g-mm DM). Die Mesialisierung der Eckzahnkrone wird durch einen vom bukkalen Segment ausgehenden starken Ligaturdraht (0,30 mm; Abbildung 3–35d) ver-

hindert. Bei den neueren Legierungen (z. B. TMA) sind Helices nicht mehr erforderlich, da die Voraktivierungen direkt in den Draht eingebogen werden können. Allerdings muß man Stops anschweißen, um die Wurzelaufrichtefeder in ihrer Position sichern zu können.

Diese Wurzelaufrichtefedern geben bereits bei Voraktivierungsbiegungen von 70° ein DM von 3 000 g-mm ab. Die Beispiele zeigen jedoch immer Stahlfedern. Der Autor bevorzugt sie hauptsächlich wegen der leichteren und rascheren Herstellung und der besseren Sicherung der Alpha-Helix am Eckzahnbracket.

Abbildung 3–36 zeigt die Berechnung der das bukkale Segment mesialisierenden Kraft. Bei Verwendung von Stahlfedern und einer Voraktivierung von 45° im Alpha-Teil und von 30° im Beta-Teil kann somit die Horizontalkraft am bukkalen Segment unter dem kritischen Wert von 300 g für einen Kategorie-A-Verankerungsfall gehalten werden.

Nun einige Überlegungen zum Anligieren des Eckzahns am bukkalen Segment „Tie back"):
— Doppelstrangligatur (zwei Stränge eines 0,228 mm Ligaturdrahtes). Je nach Größe des verwendeten Drehmoments (2 000 bis 5 500 g-mm) begünstigt eine zu lockere Ligatur das Entstehen einer Lücke distal des Eckzahns. Um das zu verhindern, müssen

16 x 22
Stahl

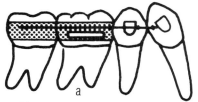

Die kontrollierte Kippung ist beendet. Ein starker Ligaturdraht hält die Eckzahnkrone am Platz.

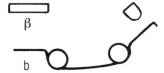

Passive Wurzelaufrichtefelder aus 0,45 mm x 0,63 mm Stahldraht.

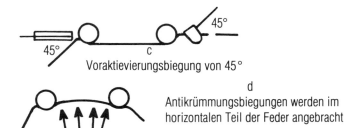

Voraktievierungsbiegung von 45°

Antikrümmungsbiegungen werden im horizontalen Teil der Feder angebracht

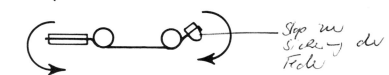

Gleich große α- und β-Drehmomente werden durch zwei Voraktivierungs-biegungen von 45° erzeugt.

Stop in Sicheng der Feder

Abbildung 3–35:
Wurzeltorque des Eckzahns. Erläuterungen der Teilabbildungen siehe Text.

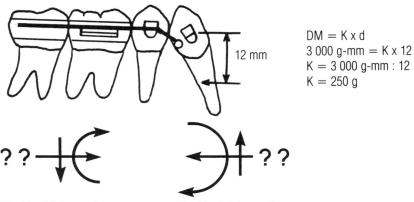

$$DM = K \times d$$
$$3\,000\ g\text{-}mm = K \times 12$$
$$K = 3\,000\ g\text{-}mm : 12$$
$$K = 250\ g$$

12 mm

Eine Voraktivierungsbiegung von 30° bewirkt ein DM von − 2 000 g-mm.

Eine Voraktivierungsbiegung von 45° bewirkt ein DM von + 3 000 g-mm.

Abbildung 3–36:
Berechnung der auf das bukkale Segment wirkenden mesial gerichteten Kraft.

beide Stränge des Ligaturbogens so eng an-einanderliegen, als wären sie ein einziger Draht. Doppelgängige Ligaturdrähte werden deshalb verwendet, weil sich einfache Drähte erfahrungsgemäß dehnen. Das ist aber eher auf die Kaukräfte als auf die mesial wirkende Kraft zurückzuführen.

— Rechteckiges Bracket. Der um das Eck-zahnbracket gewickelte doppelsträngige Li-gaturdraht beschränkt die Wurzelbewegung. Das Bracket muß bei einer Wurzelbewe-gung innerhalb der enganliegenden Ligatur rotieren können (Abbildung 3–37 und 3–38), was bei einem korrekt angelegtem

„Tie back" unwahrscheinlich ist. Man könn-te meinen, Wurzelbewegungen gehen über-mäßig langsam vor sich und tatsächlich dau-ert es bei einer solchen Anordnung sehr lange, bis eine Wurzelbewegung sichtbar wird.

Folgende Alternativen zur doppelseitigen Liga-tur bieten sich an (Abbildung 3–39):

— Das Ankleben eines Knöpfchens an die Bukkalfläche des Eckzahns (Abbildung 3–39a). Es ist ratsam, mindestens einen Tag zwischen dem Anbringen des Knöpfchens und dem Ligieren eines starken Drahtes verstreichen zu lassen, damit der Kleber

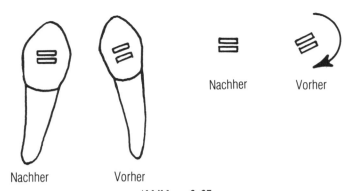

Abbildung 3–37:
Das Bracket muß beim Wurzeltorque rotieren können.

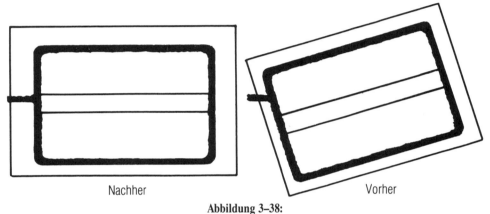

Abbildung 3–38:
Bracketposition vor und nach dem Wurzeltorque.

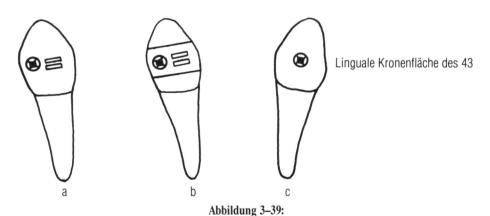

Abbildung 3–39:
Maßnahmen zur Rotation der Eckzahnkrone. Erläuterungen der Teilabbildungen siehe Text.

vollständig aushärten kann. Aber selbst dann muß äußerst behutsam vorgegangen werden, damit sich keine Lücke bilden kann. Sie darf nicht so fest sein, daß der Zahnschmelz zu bröckeln beginnt. Freilich würde sich schon lange vorher der geklebte Knopf lösen. (So etwas passiert bekanntlich immer Freitagnachmittag, wenn die Familie bereits fix und fertig für den Wochenendausflug im Auto sitzt!) Dieser „Tie back" wirkt wie eine distale Kraft, die eine Mesialwanderung der Krone verhindert. Der Kraftansatzpunkt liegt ca. 4 bis 5 mm bukkal des Widerstandszentrums, und somit

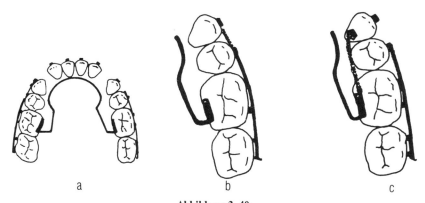

Abbildung 3–40:
Ligaturen für den Eckzahn in Okklusalsicht (erste Ordnung). Erläuterungen der Teilabbildungen siehe Text.

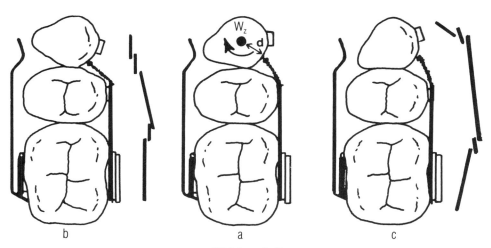

Abbildung 3–41:
Wurzelbewegung des Eckzahns in Okklusalsicht. Erläuterungen der Teilabbildungen siehe Text.

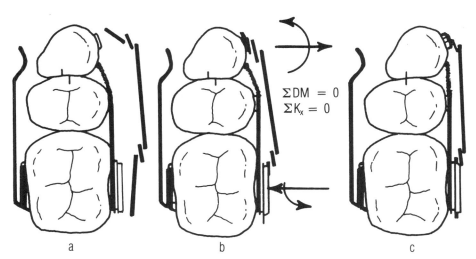

Abbildung 3–42:
Das Alpha-Drehmoment erster Ordnung ist größer als das Beta-Drehmoment erster Ordnung. Erläuterungen der Teilabbildungen siehe Text.

wird ein Drehmoment produziert. Dieses bewirkt eine Rotation des Eckzahns nach distal (Abbildung 3–41a). Nach Abschluß der Wurzelbewegung ist nun für die korrekte Einstellung des Eckzahns eine Mesialrotation erforderlich (Abbildung 3–41b), und das bedeutet eine Verlängerung der Behandlungszeit und zusätzliches Biegen von Loops.

Läßt man jedoch ein Alpha-Drehmoment erster Ordnung (mesial einwärts, distal auswärts gerichtet) und ein Beta-Drehmoment erster Ordnung (mesial auswärts, distal einwärts) durch die Wurzelaufrichtefeder wirken (Abbildung 3–41c), so stellt sich der Eckzahn während seiner Wurzelbewegung korrekt ein: Die Größe der Alpha-und Beta-Drehmomente erster Ordnung wird durch eine etwaige Notwendigkeit einer bukkolingualen Kraft für den Eckzahn bestimmt.

Ist zum Beispiel neben dem Wurzeltorque der Eckzahn weiter nach bukkal zu stellen, kann für das Alpha-Drehmoment erster Ordnung eine stärkere Voraktivierung als für das Beta-Drehmoment gemacht werden (Abbildung 3–42a). Das Gleichgewichtsdiagramm (Abbildung 3–42b) zeigt dann eine bukkal gerichtete Kraft für den Eckzahn. Natürlich wird dabei auf das bukkale Segment eine lingual gerichtete Kraft wirken. Diese wird durch den Lingualbogen neutralisiert, d. h., bei einer beidseitigen Eckzahnretraktion wird diese Lingualkraft am bukkalen Segment durch die gleich große, entgegengesetzt wirkende Lingualkraft auf der anderen Seite ausgeglichen, so daß $\Sigma K_x = 0$ ist.

Steht der Eckzahn nach dem Lückenschluß zu weit bukkal, wird die Voraktivierungsbiegung für das Beta-Drehmoment erster Ordnung größer als die für das Alpha-Drehmoment (Abbildung 3–43d). Das Gleichgewichtsdiagramm (Abbildung 3–43b) zeigt eine lingual gerichtete Kraft am Eckzahn, und wie im vorangestellten Beispiel wird die auf das bukkale Segment wirkende Bukkalkraft durch den Lingualbogen neutralisiert.

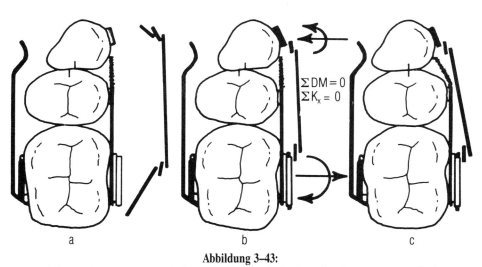

a   b   c

$\Sigma DM = 0$
$\Sigma K_x = 0$

Abbildung 3–43:
Das Alpha-Drehmoment erster Ordnung ist kleiner als das Beta-Drehmoment erster Ordnung.

— Das Anschweißen eines Knöpfchens direkt am Eckzahnband (Abbildung 3–39b und Abbildung 3–40b). Das ist wahrscheinlich die sicherste Methode, da man die Ligatur sofort nach dem Zementieren des Bandes anbringen kann. (Sie wird bevorzugt an Freitagen angewendet, besonders am späten Nachmittag!)

— Das Kleben eines Knöpfchens an die linguale Kronenfläche (Abbildung 3–39c und Ab-

bildung 3–44) stellt den Idealfall dar. Die Wirklinie der von der Ligatur ausgehenden Kraft liegt aus okklusaler Sicht gewöhnlich lingual des Widerstandszentrums. Die distal wirkende Kraft der Ligatur bewirkt ein positives (mesial einwärts, distal auswärts gerichtetes) Drehmoment erster Ordnung. Das ist gewöhnlich vorteilhaft, da sich oft entsprechende Antirotationsbiegungen erster Ordnung bei der Eckzahnretraktion als unzureichend erweisen. Diese Kraftabgabe des „Tie back" kann sogar kleine negative Rotationen während des Wurzeltorques korrigieren. Die Ligatur reicht vom Zapfen des Lingualbogens bis zum Knöpfchen am Eckzahn (Abbildung 3–45)

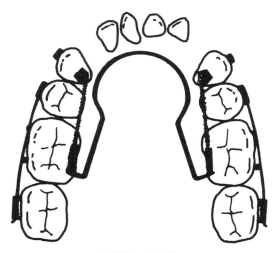

Abbildung 3–44:
Die Ligatur reicht vom Knöpfchen am Eckzahn bis zum Lingualbogenzapfen.

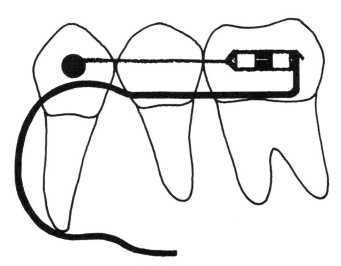

Abbildung 3–45:
Die Ligatur wird um das Lingualbogenschloß gelegt.

Angenommen ein hypothetischer rechter unterer Eckzahn (Abbildung 3–46) steht in bukkolingualer Richtung ideal. Die lingual wirkende Distalkraft verhindert die mesiale Kronenbewegung während der Wurzelretraktion, und da sie lingual des Widerstandszentrums liegt, bewirkt sie eine positive Rotation (mesial einwärts, distal auswärts) am Eckzahn. Läßt man dieses positive Drehmoment auf einen kurzen, geraden Draht wirken (z. B. mit einer Zange, wie in der Versuchsanordnung in Abbildung 3–46a dargestellt), sieht man, daß die Neutralposition des Drahtes lingual zu seiner Ausgangsposition ist (Abbildung 3–46b). Auch das Eckzahnbrakket wirkt in geringem Ausmaß wie die erwähnte Zange und bewirkt ein gleichartiges Drehmoment (mesial einwärts, distal auswärts gerichtet). Befindet sich also der rechte untere Eckzahn in einer bukkolingualen Ideallage, ist eine kleine Beta-Biegung erster Ordnung erforderlich, damit eine labiale Kraft auf den Eckzahn abgegeben wird (Abbildung 3–46c). Wirkt nun

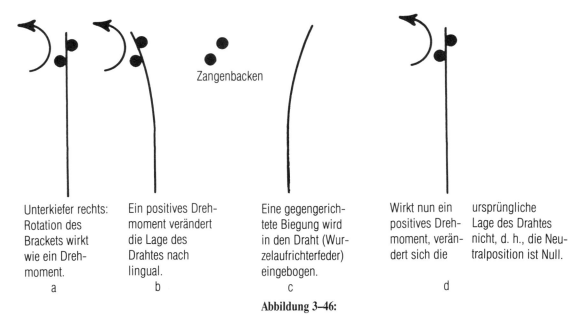

Zangenbacken

Unterkiefer rechts: Rotation des Brackets wirkt wie ein Drehmoment.	Ein positives Drehmoment verändert die Lage des Drahtes nach lingual.	Eine gegengerichtete Biegung wird in den Draht (Wurzelaufrichterfeder) eingebogen.	Wirkt nun ein positives Drehmoment, verändert sich die	ursprüngliche Lage des Drahtes nicht, d. h., die Neutralposition ist Null.
a	b	c	d	

Abbildung 3–46:
Neutralposition aus der Sicht erster Ordnung bei einem Eckzahn im Unterkiefer rechts, dessen Ligatur lingual liegt.

während des Wurzeltorques das positive Drehmoment am Draht (oder an der Wurzelaufrichtefeder), ist die Neutralposition des Drahtes (der Wurzelaufrichtefeder) gleich Null. (Die bukkolinguale Lage des Eckzahns bleibt unverändert: Abbildung 3–46d).

3.9.1
Eckzahnretraktion bei kritischen Verankerungssituationen

Zum Beherrschen kritischer Verankerungssituationen wird empfohlen:
— Bukkale Stahldrahtsegmente zur Stabilisierung (mind. 0,45 mm × 0,63 mm).
— Eckzahnretraktion um den Apex (kontrolliertes Kippen), um die mesialisierende Kraft am bukkalen Segment unter 300 g zu halten.
— Headgear.
Die Größe der mesial gerichteten Kraft an den bukkalen Segmenten ist eine Funktion der Größe des Drehmoments am Eckzahn. Die mesiale Kraft errechnet man durch Division des angreifenden Drehmoments durch die Distanz zwischen Bracket und Widerstandszentrum des Eckzahns (ca. 10 bis 12 mm; Abbildung 3–36). Bei einer Aktivierung von 90° einer gewöhnlichen Wurzelaufrichtefeder erhält man ein Drehmoment von 4 500 g-mm, was eine mesiale Kraft in der Größe von 375 bis 450 g ergibt. Die Arbeiten von Poulton u. a. lassen vermuten, daß dieser Kraftwert einen Verankerungsverlust zur Folge haben kann. Um diese mesial wirkende Kraft zu verringern, kann man folgen-

de Maßnahmen treffen:
— Kleinere Alpha- und Beta-Voraktivierungsbiegungen (30° bis 45° statt 90°).
— Verwendung neuerer Legierungen für die Wurzelaufrichtefeder, z. B. TMA mit oder ohne Loops.
Kleinere Drehmomente verlängern zwar den Zeitraum der Wurzelbewegung, aber die Verankerung bleibt stabil.

3.9.2
Wurzelbewegung bei einem rotierten Eckzahn

Sind die Eckzähne im Zahnbogen zu ihrer mesialen Ebene nach lingual rotiert, ergeben sich beim Wurzeltorque spezielle Probleme. Die Wirkebene der Drehmomente wird dadurch verändert, bei Vernachlässigung dieser Tatsache können sich unerklärliche Behandlungsergebnisse einstellen. In Abbildung 3–47 werden die Drehmomente nach der „Rechthandregel" konstruiert und durch „Doppelpfeile" («) dargestellt. Die Rechthandregel besagt: Zeigt der Daumen der rechten Hand in die Richtung des Doppelpfeiles, so weisen die Fingerspitzen der gekrümmten Finger den Drehsinn des Drehmoments. In dieser Abbildung wird eine Wurzelaufrichtefeder aus Stahl verwendet und in der Alpha- und Beta-Position mit je 45° voraktiviert. Das ergibt ein Drehmoment von 3 000 g-mm. Wie die Rechthandregel zeigt (Abbildung 3–47c), wirkt das Alpha-Drehmoment in einer anderen Ebene als das Beta-Drehmoment. Genaugenommen zeigt Abbildung 3–48, daß das Alpha-Drehmoment (in der Ebene der gewünschten Wurzelbewegung DM_{CM}) kleiner ist als das Beta-Drehmoment ($-DM_M$). Es ergeben sich nicht nur unterschiedlich große Alpha- und Beta-Drehmomente, sondern auch eine zusätzliche Wirkung durch das Alpha-Drehmoment an diesem Eckzahn, d. h., es wirkt ein Drehmoment in bukkolingualer Richtung (DM_{CL}), das eine Bewegung der Eckzahnkrone in bukkaler Richtung verursacht (bukkaler Kronentorque). Gleich große Alpha- und Beta-Vor-

aktivierungsbiegungen zweiter Ordnung an der Eckzahnwurzelfeder bewirken in derartigen Fällen: (1) eine langsame Eckzahnwurzelbewegung wegen (2) Eckzahnintrusion und (3) Kronenbewegung in bukkaler Richtung.

Bei einem rotierten Eckzahn erfordert die Wurzelaufrichtefeder normalerweise (1) eine größere Voraktivierungsbiegung für das Alpha-Drehmoment zweiter Ordnung als für das Beta-Drehmoment (Abbildung 3–49a), (2) eine Aus-

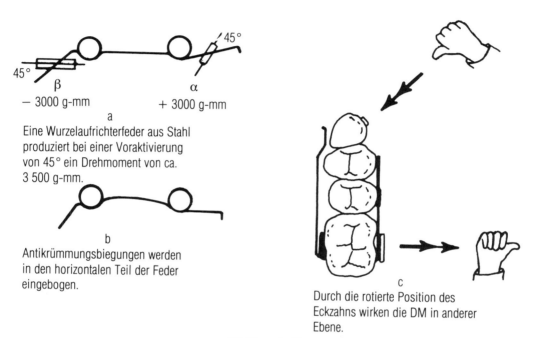

a
Eine Wurzelaufrichterfeder aus Stahl produziert bei einer Voraktivierung von 45° ein Drehmoment von ca. 3 500 g-mm.

b
Antikrümmungsbiegungen werden in den horizontalen Teil der Feder eingebogen.

c
Durch die rotierte Position des Eckzahns wirken die DM in anderer Ebene.

Abbildung 3–47:
Die Rechthandregel.

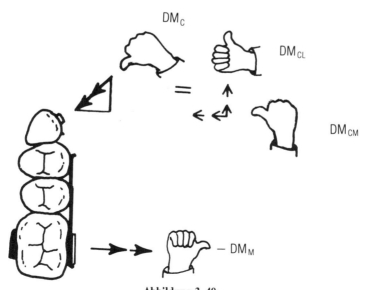

Abbildung 3–48:
Ein rotierter Eckzahn verändert die Wirkebene der angreifenden Drehmomente.

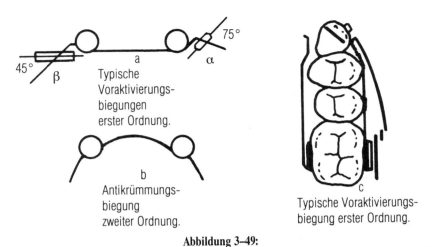

a
Typische
Voraktivierungs-
biegungen
erster Ordnung.

b
Antikrümmungs-
biegung
zweiter Ordnung.

c
Typische Voraktivierungs-
biegung erster Ordnung.

Abbildung 3–49:
Typische Voraktivierungsbiegungen bei Wurzeltorque an rotierten Eckzähnen. Erläuterungen der Teilabbildungen
siehe Text.

gleichsbiegung (= Antikrümmungsbiegung), damit der horizontale Anteil der Feder im aktivierten Zustand gerade bleibt (Abbildung 3–49b) und (3) eine 1 bis 2 mm lingual zur Eckzahnkrone gelegene Alpha-Helix (Abbildung 3–49c). Dadurch wird eine unnötige Intrusion des Eckzahns vermieden. Das ist wichtig, da üblicherweise nach kontrolliertem Kippen des Eckzahns eine leichte Extrusion (und keine Intrusion) erforderlich ist (und Extrusion die Wurzelbewegung beschleunigt). Liegt der Eckzahn noch weiter „um die Kurve", treten diese speziellen Effekte verstärkt auf (Eckzahnintrusion, labiale Kronen- und linguale Wurzelbewegung).

Manchmal werden noch zusätzlich Antirotationsbiegungen in die Wurzelaufrichtefeder eingebogen, um (1) die vom labial liegenden „Tie back" verusachten negativen Rotationen zu verhindern oder um (2) kleine negative Rotationen des Eckzahns mit lingual liegendem „Tie back" zu korrigieren. Diese eventuell erforderlichen Antirotationsbiegungen wirken am besten in einem flexibleren Draht, wie z. B. TMA. Verwendet man Stahlfedern, lassen sich diese Antirotationsbiegungen nur mit Mühe vollständig in den Slot des Brackets oder in das 0,45 mm × 0,63 mm vertikale Hilfsröhrchen des Burstone-Brackets oder in andere Eckzahnbrackets mit vertikalen Röhrchen einbringen.

Nach erfolgreicher Eckzahnretraktion und erfolgreichem oder zufriedenstellendem Wurzeltorque befindet sich der Eckzahn entweder im anterioren oder im bukkalen Segment. Um eine gute Zahnbogenform zu erhalten, können die Lingualbögen entfernt und für die Zeit bis zum nächsten oder übernächsten Behandlungs-

termin ein Nitinolbogen (0,45 mm × 0,63 mm) eingesetzt werden (Abbildung 3–50). Ist dieses Stadium einmal erreicht, kann man aufatmen, denn nun ist die schwierigste Arbeit getan. An diesem flexiblen Draht hat man nun in jedem Segment drei große, vielwurzelige Zähne in Idealposition. Das Hauptziel dieser Nivellierungsphase war ja, die Zähne (Brackets) so auszurichten, daß die Segmente mit einem starken Draht (0,45 mm × 0,63 mm Stahl) stabilisiert werden können. In Extraktionsfällen besteht das Problem „nur noch" in der Weiterbehandlung von drei großen statt 12 normalen) Zähnen. Diese Anfangsphase der Behandlung ist deshalb so äußerst schwierig und zeitaufwendig, weil man keinen bestimmten Regeln folgen kann. Jeder Fall ist anders und muß einzeln analysiert werden. Aber die ideal intrasegmentale und intersegmentale Ausrichtung von Zähnen ist keine verlorene Zeit. Hat man das einmal erreicht, ist die Behandlung so gut wie beendet, denn die Segmente sind nun (1) korrekt ausgerichtet (eine leichte Krümmung der Okklusionsebene ist statthaft, aber keine Stufenbeziehung!) und weisen (2) keine Rotationen und (3) keine Asymmetrien auf. Kann man die einzelnen Segmente mittels eines fortlaufenden Drahtes in jedem Kiefer verbinden, ist die Nivellierungsphase abgeschlossen. Nach ein oder zwei Behandlungsterminen wird dieser flexible Nitinoldraht durch einen 0,45 mm × 0,63 mm Stahlbogen ersetzt, und Hilfsröhrchen (0,55 mm × 0,71 mm) werden zwischen den zweiten Schneidezähnen und den Eckzähnen angebracht. (Der Draht reicht jedoch weiterhin vom rechten zweiten Molaren bis zum linken; Abbildung 3–51). Dieser Draht kann jetzt oder zu

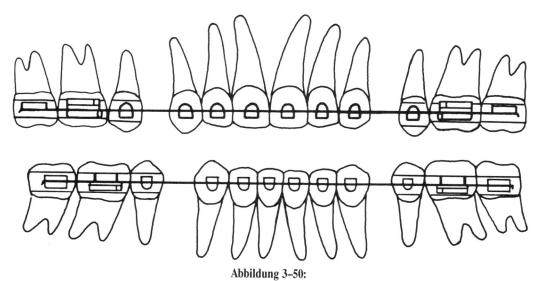

Abbildung 3–50:
Die Zahnbögen im Ober- und Unterkiefer sind konsolidiert und harmonisch.

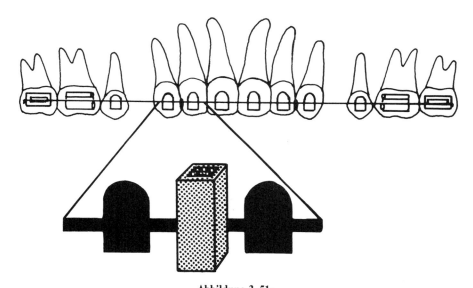

Abbildung 3–51:
Werden die Hilfsröhrchen angeschweißt, ist die Nivellierungsphase beendet.

einem späteren Zeitpunkt durchgezwickt werden. Ist kein späterer kieferchirurgischer Eingriff geplant, verlaufen die Drähte im Ober- und Unterkiefer parallel. Es bleibt nun nur noch der Lückenschluß.

Statt die Hilfsröhrchen sofort anzulöten, kann man auch die Teilbögen vorbereiten und einligieren. Das hat den Nachteil, daß dann später ein zusätzlicher Arbeitsschritt erforderlich ist. Sind einmal die Drähte im Mund, müssen sie vor dem Anbringen der „Washer" in einem Elektrolytbad von der Oxydationsschicht befreit werden. Erst dann ist Punktschweißen und Löten möglich.

4
Headgear

Eine Diskussion über das Problem der Verankerung wäre ohne Erörterung über den Headgear unvollständig. Der Headgear kann die Verankerungskontrolle folgendermaßen ausüben:

— Distalisierung der Molaren,
— Retraktion aller Zähne im Zahnbogen,
— Restriktion der mit dem Wachstum verbundenen Mesialwanderung der Zähne
— Restriktion der durch frühzeitigen Verlust von Milchzähnen bedingten Mesialwanderung,
— Reduktion des Aufwanderns von Molaren in Extraktionsfällen (Verankerungsverstärkung),
— Verstärken der vertikalen Verankerung während der Tiefbißbehandlung und der Behandlung offener Bisse,

— Festhalten des Oberkiefers bei Unterkieferretraktion, wie bei der Anwendung von Gummizügen Klasse III,
— Reduktion der Zahnextrusion im intermaxillären Wachstumsraum,
— Protraktion der Zähne innerhalb eines Segmentes, zwischen den Segmenten oder sogar intermaxillär.

Die Nomenklatur des Headgears erfolgt nach dem Abstützungsort am Kopf (zervikal am Nakken, okzipital am Kopf, am Kinn usw.). Jeder Headgear besteht aus zwei Teilen: einem elastischen Zugband und einem Gesichtsbogen. Das Zugband wird nach der Zugrichtung benannt: Zervikalzug, Okzipitalzug usw.

Zervikaler Headgear

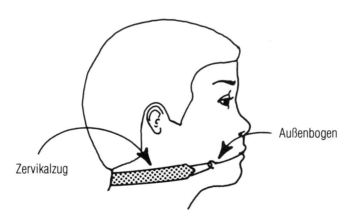

Außenbogen

Zervikalzug

4.1
Zervikalzug

Beim Zervikalzug kann man zwei Typen von Gesichtsbögen verwenden (Abbildung 4–1):
a) Innen- und Außenbogen. Der Innenbogen ist in der Stärke von 1,14 mm oder 1,29 mm erhältlich, je nach der Dimension des Headgear-Hilfsröhrchens am Band des ersten Molaren, die der Behandler bevorzugt. Der Außenbogen ist gewöhnlich 1,82 mm stark.

In unserer Praxis bevorzugen wir den Innenbogen mit dem 1,29 mm Durchmesser, da er nicht so deformationsanfällig zu sein scheint wie der 1,14 mm starke Bogen. Diese Gesichtsbögen sind auch in vorgefertigter Form in fünf verschiedenen Größen erhältlich und sehr praktisch in der Anwendung.
Zieht man es vor, den Bogen selbst zu biegen, so hält man das Drahtstück an das Gipsmodell und markiert die mesiale Öffnung des Headgearröhrchens am Molaren-

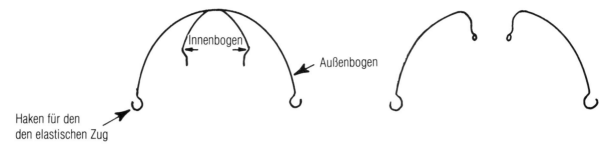

Abbildung 4–1:
Gesichtsbögen: a) Innen- und Außenbogen-Typ. b, J-Haken-Typ (direkter Headgear).

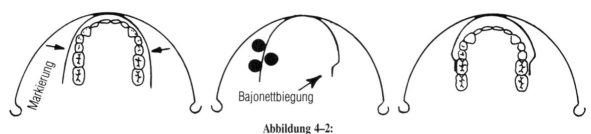

Abbildung 4–2:
Herstellung eines Gesichtsbogens.

band. An dieser Stelle macht man die Bajonett-Biegung mit der großen Aderer-Zange. Die Biegungen sollten verlaufend und nur einmal gemacht werden. Diese Bajonett-Biegung (Abbildung 4–2) ermöglicht das Einsetzen des Innenbogens, ohne daß dieser an die Prämolaren oder an die Retraktionsbögen anstößt. Man kann auch Haken an den anterioren Teil des Innenbogens anbringen (anlöten). Diese finden manchmal Verwendung, um stark protrudierte Frontzähne in einem Wechselgebiß mittels Headgear nach „Robin Hood" zu retrahieren (vgl. die Ähnlichkeit dieses Headgear-Typs mit dem Bogen, den Robin Hood verwendet hat).

b) Der J-Haken-Headgear oder direkter Headgear. Jeder J-Haken besteht aus einem 1,82 mm Draht, der so geformt ist, das er auf einen kleinen angelöteten Stop am Bogen paßt, der meistens zwischen dem oberen seitlichen Schneidezahn und dem oberen Eckzahn liegt.

4.1.1
Kräftesystem
Das Kräftesystem jedes Headgears wird durch den Kraftansatzpunkt und durch die Zugrichtung des Gummibandes in Relation zum Widerstandszentrum des Zahnes, des Segmentes oder des gesamten Kiefers bestimmt. Es gibt grundsätzlich zwei Möglichkeiten, dieses Kräftesystem zu verändern, nämlich:

— durch Veränderung der Winkelung zwischen Außen- und Innenbogen, d. h., der Außenbogen wird entweder kranialwärts oder kaudalwärts gebogen,
— durch Veränderung der Länge des Außenbogens.

Um eine symmetrische Distalkraft am oberen bukkalen Segment zu erhalten, muß der Außenbogen ganz symmetrisch sein. Der Haken kann an jeder beliebigen Stelle des Außenbogens eingebogen werden, je nach der benötigten Länge des Außenbogens. Durch Glühen des Außenbogens an der vorgesehenen Stelle (entweder mit einem Bunsenbrenner oder mit einem elektrischen Lötgerät) kann der Haken leicht mit der Aderer-Zange und der Angelbird-peak-Zange eingebogen werden. Der posteriore Teil des Headgears besteht aus einem Gummizug und einem Nackenpolster aus Schaumgummi. Um zu gewährleisten, daß der Headgear auch getragen wird, sollte man sich vergewissern, ob er bequem sitzt:

— Wenn der Gummizug angelegt ist, darf der Außenbogen nicht in die Wange des Patienten drücken; eventuell muß der Außenbogen zurecht gebogen werden.
— Der Innenbogen muß passiv im Headgearröhrchen liegen. Ist das nicht der Fall, werden viele Bänder locker werden. Haben Patienten mit dem Einsetzen des Innenbogens Probleme, werden sie ihn höchstwahrscheinlich auch nicht benutzen.

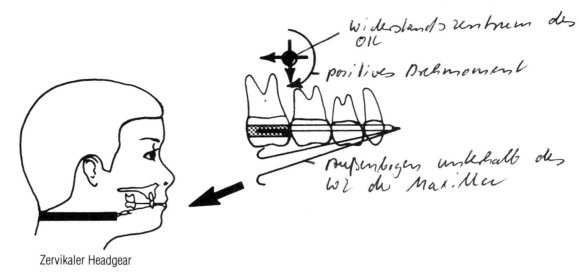

Handschriftliche Anmerkungen: Widerstandszentrum des OK / positives Drehmoment / Außenbogen unterhalb des WZ der Maxilla

Abbildung 4–3:
Der zervikale Headgear liegt unterhalb des Widerstandszentrums des Oberkiefers.

— Ist die Kräfteabgabe des Headgears zu groß, wird er sehr wahrscheinlich nicht getragen werden. Zu große Kräfte sind für Zähne und Nacken des Patienten schmerzhaft und beschränken die Bewegungsfreiheit des Kopfes. Die angewendeten Kraftwerte bewegen sich zwischen 200 g pro Seite in einem Wechselgebiß und 500 g pro Seite in einem bleibenden Gebiß. Diese Werte sollten womöglich nicht überschritten werden.

Man muß bedenken, daß ein zervikaler Headgear am Oberkiefer immer eine Extrusion der Zähne zur Folge hat (Abbildung 4–3). Das ergibt sich aus der Betrachtung der Wirklinie (den „Zug") der Kraft bei angelegtem Gummizug in Relation zum Widerstandszentrum (W_z) des Oberkiefers (6 bis 8 mm über den Apices des oberen ersten Molaren ist ein annähernd genauer Schätzwert). Ist der gesamte Oberkieferzahnbogen verblockt (durchgehender Draht vom rechten zweiten Molaren zum linken), so daß er sich wie eine Einheit verhält (Abbildung 4–3), so sind folgende Wirkungen des zervikalen Headgears zu erwarten:
— eine Extrusion des gesamten Oberkiefers,
— eine Bewegungstendenz des Oberkiefers in distaler Richtung,
— eine Verstärkung der Neigung der Okklusionsebene (ein positives Drehmoment bewirkt ein Steilerstellen der Okklusionsebene),
— ein Drehmoment erster Ordnung, das an jedem Segment eine mesiale Auswärts- und

eine distale Einwärtsrotationstendenz hervorruft,
— eine expandierende Kraft am Oberkiefer auf Grund der elastischen Eigenschaften des Innenbogens.
Mit diesem Wissen stellt sich die Frage, wie ein zervikaler Headgear eine Klasse II korrigiert. Geschieht das durch
— Distalbewegung des Oberkiefers bei gleichzeitigem Vorwachsen des Unterkiefers? Oder durch
— Verstärken der Neigung der Okklusionsebene (was eine Klasse-II-Verzahnung kurzfristig verbessert)? Die vom zervikalen Headgear ausgehende Kraft bewirkt eine Extrusion der oberen Zähne, welche ihrerseits den Unterkiefer nach kaudal verlagert. Das positive Drehmoment, durch welches die Okklusionsebene steiler gestellt wird, wirkt schnell und macht sich bald durch ein „Zahnfleisch-Lächeln" („Gummy smile") bemerkbar.
Manchmal ist dieses positive Drehmoment unerwünscht. Um es zu eliminieren, kann man die Außenbögen kranialwärts biegen (Abbildung 4–4a). Das Herunterbiegen des Außenbogens bis zur Wirklinie der Nackenzüge bewirkt ein negatives Drehmoment auf den oberen Zahnbogen (eine flachere Neigung der Okklusionsebene) und eine Extrusionskraft (Abbildung 4–4b). Wird der Nackenzug am Außenbogen eingesetzt (Abbildung 4–4c), befindet sich der Außenbogen unterhalb des Widerstandszentrums der Maxilla und bewirkt so ein positives Drehmoment, eine distale und eine extrusive

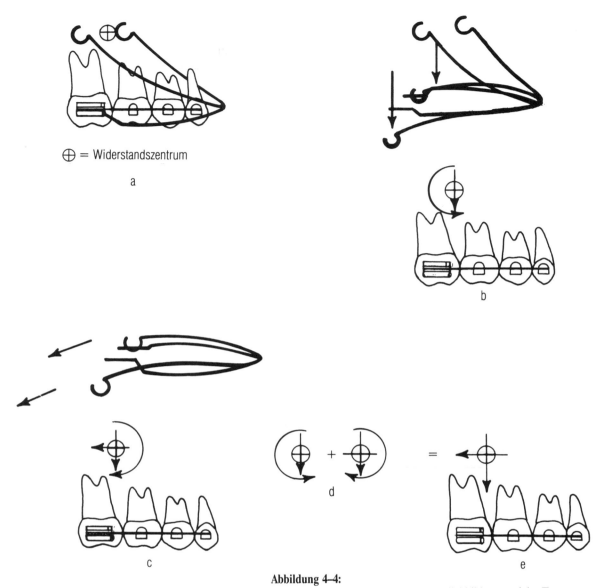

Abbildung 4–4:
Zervikaler Headgear mit kranialwärts gebogenen Außenarmen. Erläuterungen der Teilabbildungen siehe Text.

Kraft. (Ein zervikaler Headgear hat immer eine extrusive Wirkung.) Addiert man die zwei „Minikraftsysteme" (Abbildung 4–4d), so sieht man, daß die Drehmomente einander aufheben können. Die distale Kraft ist in Klasse-II-Fällen gewöhnlich erwünscht, aber (und das kann problematisch sein) die extrusive Kraft am Oberkiefer ist deutlich größer (Abbildung 4–4e). Wegen der Ausgleichstendenz der Drehmomente liegt die Vermutung nahe, daß dieser Headgear geeignet ist, das „Zahnfleisch-Lächeln" bei Klasse-II-Patienten zu verhindern. Sicherlich wird die Extrusion des gesamten oberen Zahnbogens dieses „Zahnfleisch-Lächeln" nicht verringern, und die Kaudalverlagerung der Mandi-

bula verschlechtert gewöhnlich die Klasse-II-Relation.

Bei Patienten mit ausgeprägter Wachstumstendenz entgegen dem Uhrzeigersinn vergrößert sich der intermaxilläre Wachstumsfreiraum keilförmig in distaler Richtung, so daß eine bedeutende Extrusion ohne Kaudalverlagern der Mandibula eintreten kann. Dieser Headgear ist also besonders für Fälle von deutlicher Wachstumstendenz entgegen dem Uhrzeigersinn geeignet. Die Vorteile eines zervikalen Headgears mit nach kranial gebogenem Außenbogen sind kurz zusammengefaßt folgende:
— Zwei Drehmomente, die einander aufheben.

— Eine distale Kraft an den oberen Zähnen – vorteilhaft für die Therapie der Klasse II.

— Eine verstärkte Extrusionskraft am bukkalen Segment und/oder am Oberkiefer. (Der vorgefertigte Stahlbogen sollte vom zweiten Molaren links zum rechten reichen.)

— Besondere Eignung in Fällen von starkem Counter-Clockwise-Wachstum.

Wie steht es nun mit kaudalwärts gebogenen Außenbogen eines Headgears (Abbildung 4–5a)? Man kann unschwer sehen, daß das Hinaufbringen des Außenbogens bis zur Wirklinie des Nackenzugs (Abbildung 4–5b) ein positives Drehmoment am Oberkiefer zur Folge hat (welches eine steilere Stellung der Okklusionsebene bewirkt) sowie eine Intrusionskraft. Dabei darf man nicht vergessen, daß die Zugrichtung des zervikalen Headgears unterhalb des Widerstandszentrums liegt und deshalb bereits ein positives Drehmoment (Abbildung 4–5c) wie auch eine extrusive Kraft bewirkt wird. Verbindet man diese beiden „Minikraftsysteme", so ergibt sich ein sehr großes positives Drehmoment, gewöhnlich eine geringe extrusive Kraft und eine distale Kraft (Abbildung 4–5d). Eines der Probleme bei diesem Headgeartyp ist, daß eine Kraft am Außenbogen eine starke Verdrehung des Innenbogens und eine Irritation der Oberlippe verursacht.

Die „zweite Variable" des zervikalen Headgears ist die Länge des Außenbogens. Gesetzt den Fall, man hätte einen sehr kurzen Außenbogen mit einem sehr weit mesial liegenden Haken, würde das eine Veränderung des auf den Oberkiefer abgegebenen Kräftesystems bewirken? Man sieht, daß bei sehr kurzem Außenbogen eine größere Tendenz, die Neigung der Okklusionsebene steiler zu stellen, vorhanden ist, d. h., die Zugrichtung des Headgears befindet sich weiter mesial des Widerstandszentrums und vergrößert so das positive Drehmoment. Umgekehrt bewirkt ein langer Außenbogen einen geringeren Neigungswinkel der Okklusionsebene.

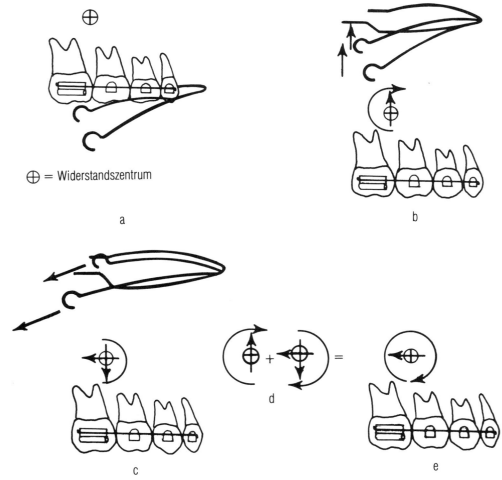

⊕ = Widerstandszentrum

a

b

c

d

e

Abbildung 4–5:
Zervikaler Headgear mit kaudalwärts gebogenen Außenarmen. Erläuterungen der Teilabbildungen siehe Text.

4.1.2
Verwendung des Headgears im Unterkiefer

Das Headgearröhrchen kann in Kombination mit dem Band für den ersten oder zweiten unteren Molaren verwendet werden. Befindet sich das Vierkant-Headgearröhrchen-System am ersten Molaren, ist es vorteilhaft, das Headgearröhrchen wenn möglich okklusal anzubringen, da es gingival eine nicht so günstige Lage einnimmt. Es kann z. B. bei Verwendung einer Retraktionsmechanik zu Interferenzen der verwendeten Drahtelemente kommen (Abbildung 4–6). Ist es nicht vermeidbar, so kann man ein Headgearröhrchen (1,29 mm) und ein Vierkantröhrchen (0,55 mm × 0,71 mm) an das Band des zweiten Molaren schweißen (Abbildung 4–7).

Der Innenbogen läßt sich manchmal leichter in das Hilfsröhrchen des zweiten Molaren einsetzen. Der erste Molar ist jedoch günstiger, weil sich erstens der Lingualbogen am ersten Molaren befindet und eine bessere Kontrolle ermöglicht und zweitens die Handhabung für den Patienten leichter ist.

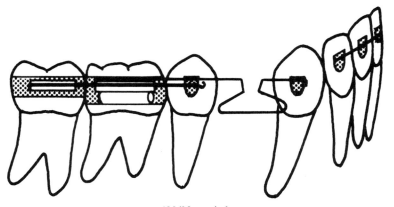

Abbildung 4–6:
Liegt das Headgear-Röhrchen gingival, kann es zu Interferenzen mit der Retraktionsmechanik kommen.

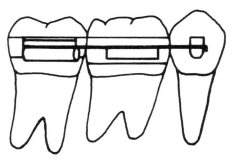

Abbildung 4–7:
Das HG-Hilfsröhrchen (1,29 mm) und das Vierkantröhrchen (0,55 mm × 0,71 mm) sind am Band des zweiten Molaren angeschweißt.

4.1.2.1 Wirkungen des Unterkieferheadgears.
Um zu erkennen, welche Wirkung ein Headgear auf ein Zahnsegment, einen Zahnbogen oder einen Zahn haben wird, stelle man sich die Frage nach der Zugrichtung der distal wirkenden Kraft. Für einen Unterkieferheadgear lautet die Antwort:

— Die posterioren Segmente zeigen eine Intrusions- und Distalisierungstendenz.
— Es wird ein positives Drehmoment erzeugt, das die Neigung der Okklusionsebene verstärkt.

4.1.2.2 Längenwirkung beim Außenbogen des Unterkiefer-Headgears. Je kürzer der Außenbogen, desto länger der Hebelarm. Es folgt daher:
— Es wird ein größeres positives Drehmoment erzeugt, und das bewirkt ein Steilerstellen der Okklusionsebene.
— Die distal wirkende Kraft wird verstärkt.

4.1.2.3 Wirkung der Höhe beim Außenbogen des Unterkiefer-Headgears. Je höher der Außenbogen kranialwärts anguliert wird, um so mehr Kraft ist nötig, um ihn zum Nackenzug herunterzuziehen. Das erzeugt ein größeres (negatives) Drehmoment, und das bewirkt einen flacheren Neigungswinkel der Okklusionsebene. (Es sieht aus, als ob die zweiten Molaren in der Alveole versänken.) Je tiefer der Außenbogen kaudal liegt, desto größer ist die Kraft, die ein Drehmoment erzeugt, das eine Tendenz zur steileren Einstellung der Okklusionsebene zur Folge hat.

4.1.2.4 Unterkieferheadgear und Zervikalzug.
— Verstärken der Neigung der Okklusionsebene in Fällen der Verankerungskategorie A durch Verkürzen und Biegen des Außenbogens nach kaudal.
— Im umgekehrten Fall: ein verlängerter Außenbogen verlegt den Kraftansatz nach distal und läßt die Kraft durch das Widerstandszentrum gehen. Dabei wird kein Drehmoment erzeugt. Es entsteht dadurch eine translationsähnliche Intrusions- und Distalisierungstendenz der unteren bukkalen Segmente. Man beachte, daß der Innenbogen nicht durch das Widerstandszentrum geht, sondern okklusal davon liegt. Die Kraft wird durch Justieren des Außenbogens durch das Widerstandszentrum verlegt. Die Kraft könnte durch Verlängern des Au-

ßenbogens noch weiter in distaler Richtung verschoben werden, was einen flacheren Okklusionsebenenwinkel bewirkt.

4.1.2.5 J-Haken-Headgear und Zervikalzug. Haken werden manchmal am durchführenden Stahlbogen (vom zweiten oberen Molaren rechts bis zum linken) angebracht. Diese Haken liegen auf jeder Seite mesial der Eckzähne. In diesem Fall besteht der Außenbogen aus einem rechten und einem linken Teil mit einer Öse an den Enden (s. Abbildung 4-1). Diese passen auf die angelöteten Haken. Dann wird ein Zervikalzug an den anderen Enden befestigt. Dieser Headgeartyp wird oft bei der Klasse II, Tiefbiß, verwendet. Welche Probleme lassen sich nun unter Anwendung der bisher erlangten Kenntnisse für den Einsatz eines solchen Headgears voraussagen? Richtig, es wird eine distale Kraft am Oberkiefer wirken (gut!). Es gibt ein positives Drehmoment, das die Neigungswinkel der Okklusionsebene verstärkt (scheint die Klasse-II-Relation, oberflächlich betrachtet, zu verbessern), und die oberen Molaren werden extrudiert und verlagern die Mandibula nach kaudal. Dadurch wird auch die Position des A-Punktes zum B-Punkt, senkrecht zur Okklusionsebene gemessen, verschlechtert. Dieser Headgear wurde leicht modifiziert und in „hoher zervikaler Headgear" umbenannt, aber auch unter einem anderen Namen ändert sich der Effekt nicht.

4.1.2.6 Der hohe zervikale Headgear. Dieser Headgear stützt sich am Kopf in der Art eines okzipitozervikalen Headgears ab (Abbildung 4-8). Von dort ziehen Gummizüge zu den Haken des Bogens. Obwohl sich der Headgear am Kopf abstützt, befinden sich die auf der Höhe des Nackens liegenden Kräfte gewöhnlich un-

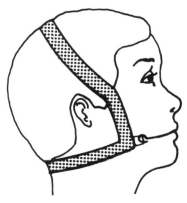

Abbildung 4–8:
Hoher zervikaler Headgear.

terhalb des Widerstandszentrums (und sogar unterhalb der Okklusionsebene); dadurch wirkt ein positives Drehmoment am Oberkiefer (Verstärkung des Neigungswinkels der Okklusionsebene). Wegen des Abstützungsortes wurde dieser Headgear fälschlich „okzipital" genannt, aber es ist in Wirklichkeit nichts anderes als ein „hoher" zervikaler Headgear. Die okzipitale Befestigung des Headgears soll lediglich verhindern, daß der Zervikalzug zu tief rutscht. Und weil die Zugrichtung nach zervikal gerichtet ist, wird der Neigungswinkel der Okklusionsebene steiler gestellt und stellt für die meisten Klasse-II-Fälle, Tiefbißfälle, eine recht ungünstige Wahl dar.

4.2
Der „wahre" okzipitale Headgear

Der okzipitale Headgear (Abbildung 4–9) besteht aus einem typischen Gesichtsbogen (Innen- und Außenbogen) und einer „Haube", die dem Hinterkopf anliegt. Diese „Haube" gibt es in drei verschiedenen Formen:
a) Um die Ohren laufend. Die Headgearzüge sind so angelegt, daß der Zug parallel zur Okklusionsebene verläuft, und zwar ungefähr auf einer Linie zwischen Nackenoberrand und Ohrmuscheloberrand. Dieser

Headgear wird meistens individuell angefertigt.
b) Hoch okzipital ansetzend (Abbildung 4–9). Diese Art ist am leichtesten herzustellen und zur Korrektur vom Tiefbiß wahrscheinlich am wirkungsvollsten. Die Headgearzüge reichen gewöhnlich vom Hinterhaupt zu den Haken des Außenbogens (meist ein kurzer Außenbogen, damit die Wirklinie der Kraft anterior zum Widerstandszentrum zum Liegen kommt). Sie können so adjustiert werden, daß der Zug zwischen Ohrmuscheloberrand und Ohrläppchen geht.
c) Der „wahre" okzipitale Headgear. Hierbei besteht der okzipitale Headgear aus einem typischen Gesichtsbogen (Innen- und Außenbogen) und einer der folgenden Varianten der okzipitalen Haube:
— Okzipitaltyp. Diese „Haube" wird um das Ohr gelegt und kann so ausgerichtet werden, daß der Zug parallel zur Okklusionsebene verläuft und zwar, in einem Bereich zwischen Nackenoberrand und Ohrmuschel.
— Interlandi-Typ. Diese Haube besteht aus einem okzipitozervikalen Riemen und einem kleinen C-förmigen Plastikteil mit kleinen Löchern für die Gummizüge. Die Zugrichtung hängt von der Wahl des Loches für den Gummizugansatz ab (Abbildung 4–10).

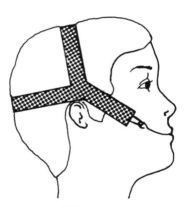

Abbildung 4–9:
Okzipitaler Headgear.

— Kombinationstyp. Einige dieser kombinierten Headgears haben sowohl okzipitale als auch zervikale Zügel. Das ist der wahrscheinlich vielseitigste Typ, weil der Zug

leicht durch die Wahl der Federstärke und durch Veränderung der Außenbogenlänge kontrolliert werden kann (Abbildung 4–11).

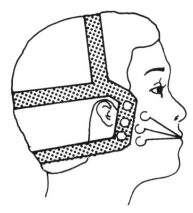

Abbildung 4–10:
Interlandi-Headgear.

4.2.1
Wirkungen des okzipitalen Headgears am Oberkiefer

Es gibt verschiedene Möglichkeiten, aber zuerst muß man sich abermals im klaren sein, was mit den bukkalen Segmenten geschehen soll. Für eine Translation nach distal ist eine Distalkraft genau durch das Widerstandszentrum erforder-lich. Ein Kombinations- oder Interlandi-Head-gear liefert eine Distalkraft genau durch das Widerstandszentrum. Seine gleich großen, okzi-pitalen und zervikalen Kraftkomponenten am Außenbogen, der nach kranial gebogen ist, be-wirkt eine Kraftrichtung genau durch das Wi-derstandszentrum (Abbildung 4–12).

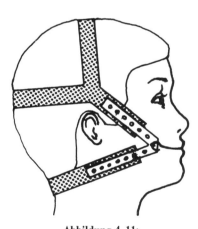

Abbildung 4–11:
Kombinations-Headgear („Combee").

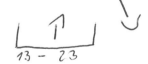

13 – 23

Eine Intrusion der oberen anterioren Seg-mente mittels Basisbogens hätte Extrusion und Rotation der oberen bukkalen Segmente als un-erwünschte Nebenwirkungen zur Folge. Um das zu verhindern, ist eine nach kranial und distal gerichtete, anterior zum Widerstandszentrum liegende Kraft in den bukkalen Segmenten er-forderlich (+ in Abbildung 4–13). Das erreicht man durch einen kurzen Außenbogen und einen Okzipitalzug. Natürlich ist das an den bukkalen Segmenten wirkende negative Dreh-moment um so größer, je kürzer der Außenbo-gen ist. Der in Abbildung 4–13 gezeigte Außen-bogen des okzipitalen Headgears könnte „ver-längert" werden, so daß er fast über dem Wi-derstandszentrum der oberen bukkalen Seg-mente liegt. Dann würde die nach kranial und distal gerichtete Kraft der Headgearzügel durch das Widerstandszentrum gehen.

Wird eine direkt nach kranial gerichtete Kraft durch das Widerstandszentrum ge-wünscht, so muß der Abstützungsort der Kraft

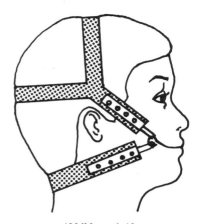

Abbildung 4–12:
Kombinations-Headgear zur Distaltranslation der bukkalen Segmente.

relativ weit anterior im Parietalbereich liegen (Abbildung 4–14). Dieser Headgear verrutscht leicht, und daher akzeptiert man gewöhnlich einen leicht rückwärts gerichteten Kranialzug. Natürlich kann der Außenbogen so adjustiert werden, daß er leicht anterior, posterior oder auch genau über dem Widerstandszentrum jedes der beiden bukkalen Segmente oder des ganzen Zahnbogens liegt.

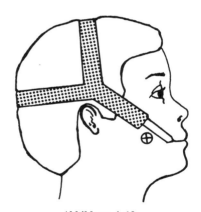

Abbildung 4–13:
Okzipitaler Headgear mit kurzen Außenbogen.

4.2.2
Kraftansatz distal des Widerstandszentrums

Diese Art von Headgear bewirkt eine steilere Stellung der Okklusionsebene, wie beim zervikalen Headgear (Abbildung 4–15). Beim okzipitalen Headgear in situ sollte der Außenbogen distal des Widerstandszentrums zu liegen kommen (gestrichelter Außenbogen in Abbildung 4–15). Der Hauptunterschied zwischen dieser Art von Headgear und dem zervikalen Headgear besteht darin, daß bei ersterem eine Intrusionskraft statt einer Extrusionskraft am Oberkiefer wirkt. Eine positive Rotation des Oberkiefers (Verstärkung des Neigungswinkels der Okklusionsebene) ist sehr oft bei der Behand-

lung von Patienten mit einem offenen Biß indiziert, bei denen in Lippenruhestellung oder während Lippenbewegung sehr viel von den Schneidezähnen zu sehen ist. (Die oberen zweiten Molaren werden intrudiert, während das obere anteriore Segment extrudiert.)

4.3
Protraktions-Headgear

In meiner Praxis benutzen wir den Protraktions-Headgear in erster Linie zur Protraktion der oberen Zähne bzw. des oberen Zahnbogens. Wegen seiner eigenartigen Form bedarf

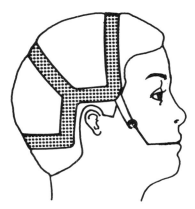

Abbildung 4–14:
Okzipitaler HG mit fast ganz vertikal gerichteter („High pull") Zugrichtung.

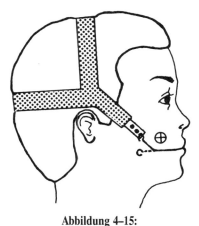

Abbildung 4–15:
Okzipitaler Headgear mit einem Kraftansatz distal des Widerstandszentrums.

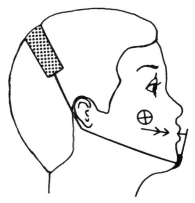

Abbildung 4–16:
Hickam-Kinnkappe.

es eines ungewöhnlichen Maßes an Kooperationsbereitschaft beim Patienten.
— Kinnkappe nach Hickam. Die vorgeformte Kinnkappe hat zwei vertikale Metallstifte (1,82 mm), die zur Befestigung der Gummizüge an die Molarbänder oder an die am Bogen angelöteten Haken dienen. Die Kinnkappe wird durch zwei lange unterhalb

der Ohren liegenden Stäbe am Kopf gehalten und ist mit einem kleinen Lederriemen am Hinterkopf befestigt (Abbildung 4–16). Die Zugrichtung der an die oberen Zähne bzw. den oberen Zahnbogen abgegebenen Mesialkraft kann durch vertikales Verschieben der „Washer" an den Metallstäbchen reguliert werden. Leider wird die Zugrichtung eigentlich durch die Stellung der Lippen bestimmt, und die Mesialkraft liegt somit gewöhnlich etwas unterhalb des Widerstandszentrums des oberen Zahnbogens/ Segments. Normalerweise verursacht eine Protraktionskraft unterhalb des Widerstandszentrums eine negative Rotation des oberen Zahnbogens oder Zahnsegments (Verflachung des Okklusionsebenen-Winkels), und es entsteht leicht ein offener Biß. Durch Verwendung eines Innen-Außenbogens, wobei der Innenbogen von distal in die Headgear-Röhrchen an den ersten Molaren eingesetzt wird, kann man diesen Protraktions-Headgear etwas modifizieren. Der Außenbogen kann so anguliert werden, daß die mesial gerichtete Kraft vertikalwärts verschoben werden kann. Man kann sie über, unter und – wenn nötig – auch genau durch das Widerstandszentrum verlegen. Abbildung 4–17 zeigt eine genau durch das Widerstandszentrums gehende mesiale Kraft. Wie bei allen kieferorthopädischen Geräten ist auch hier die sorgfältige Kontrolle bei jedem Behandlungstermin wichtig, um die richtige Kraftwirkung zu gewährleisten. Tritt eine Verflachung des Okklusionsebenenwinkels ein, kann die Wirkrichtung der Gummizüge nach kranial verändert werden und vice versa. Eine sorgfältige Überwachung ist jedenfalls von großer Bedeutung.

— Gesichtsmaske nach Delaire. Sie stützt sich sowohl am Kinn als auch an der Stirn ab und ist deshalb recht bequem, auch wenn sie eine starke mesial gerichtete Kraft auf den Oberkiefer oder die Oberkieferzähne abgibt (~ 500 g). Fixe Schrauben an mehreren Stellen zur Adjustierung ermöglichen einen guten Sitz. Durch Verändern der Länge des Außenbogens schaltet man den Einfluß der Lippen auf die Richtung der Mesialkraft aus. Diese Vorrichtung leistet gute Dienste mit den in Abbildung 4–17 gezeigten Protraktionszügeln.

4.4
Asymmetrischer Headgear

Asymmetrien des oberen Zahnbogens können auf verschiedene Art und Weise behandelt werden: durch Extraktionen zu verschiedenen Zeitpunkten, asymmetrischen Extraktionen, asymmetrische Voraktivierungsbiegungen an den Lingualbögen, asymmetrischer Headgear und durch chirurgische Eingriffe. Ein asymmetrischer Headgear ist meist dann indiziert, wenn beide Seiten eine unterschiedliche Verankerungssituation aufweisen, d. h. wenn auf einer Seite eine Verankerungskategorie A + und auf der anderen A besteht.

— In derartigen Fällen werden gewöhnlich ein zervikaler oder ein Kombinations-Headgear verwendet. Im allgemeinen gibt es bei der Verwendung von asymmetrischen Headgears immer unerwünschte Nebenwirkun-

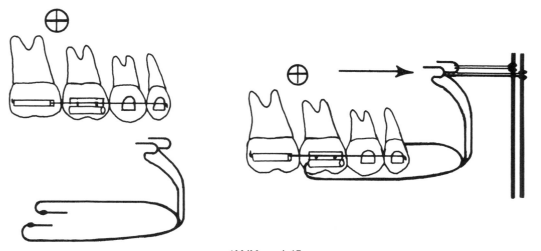

Abbildung 4–17:
Der Innenbogen wird von distal in das Röhrchen am Molarenband eingeschoben.

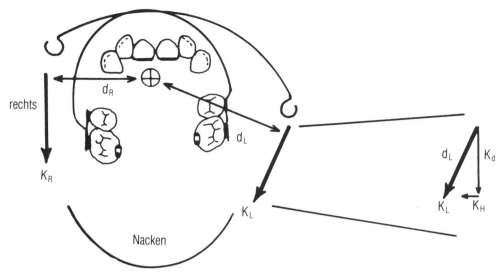

Abbildung 4–18:
Asymmetrischer Headgear (Okklusalsicht).

gen. Diese müssen aber manchmal in Kauf genommen werden. Die asymmetrischen Distalkräfte werden durch die unterschiedlich langen Außenbögen hervorgerufen. Aus Abbildung 4–18 (Okklusalsicht) kann man ersehen, wie dadurch die Hebelarme verändert werden. Das Drehmoment auf der linken Seite ($K_L \times d_L$) ist größer als das Drehmoment auf der rechten Seite ($K_R \times d_R$), woraus sich eine größere Distalkraft auf der linken Seite ergibt. Der Merkspruch dazu lautet: „Langer Bogen – Große Kraft", d. h., auf der Seite mit dem längeren Bogen ist die größere der beiden Distalkräfte zu erwarten. Aus Abbildung 4–18 wird ersichtlich, wie die unerwünschte Nebenwirkung (K_H) entsteht, die zu einem Kreuzbiß auf der linken und zu einem Scherenbiß auf der rechten Seite führen kann.

4.5
Auswahl des geeigneten Headgears

Die Auswahl des geeigneten Headgears wird bedingt durch
— *Verankerung:* Die Erfordernisse der Verankerung, sowohl vertikal als auch horizontal, bestimmen den zu verwendenden Headgeartyp. Zu welcher Verankerungskategorie gehört der Zahnbogen – Kategorie A, B oder C? Besteht ein Tiefbiß oder ein offener Biß? Die entsprechenden Behandlungsziele sollte man der Fernröntgendurchzeichnung und dem Okklusogramm entnehmen können.

Okklusionsebene – erwünschte Wirkung	Headgear-Typ
Extrusion und steilerer Okklusionsebenen-Winkel (OEW)	Zervikaler HG; Außenbogen (AB) normal oder kaudal
Extrusion und flacherer OEW	Zervikaler HG: AB weit kranial
Intrusion und steilerer OEW	Okzipitaler HG: AB distal des Widerstandszentrums
Intrusion und flacherer OEW	Okzipitaler HG: AB anterior des Widerstandszentrums
Distalkraft und flacherer OEW	KombinationsHG: AB kranial des Widerstandszentrums
Distalkraft und steilerer OEW	KombinationsHG: AB kaudal des Widerstandszentrums
Distalkraft und unveränderter OEW	KombinationsHG: AB durch das Widerstandszentrum

— *Tragedauer:* Die vorgeschlagene Tragedauer ist nur als Richtlinie gedacht und hängt von der Kooperation des Patienten und dem Behandlungserfolg ab.
Klasse II, Nicht-Extraktion, noch wachsender Patient, Counter-Clockwise-Wachstumstyp: „26 Std."/Tag
Aufrechterhaltung der Verankerung in Kategorie-A-Situationen: 18–20 Std./Tag
Als Vorsichtsmaßnahme: nachts

Spreche ich mit dem Patienten über die Tragedauer, schreibe ich gewöhnlich „26 Stunden am Tag" vor, und die Patienten kichern und wenden ein, daß ein Tag doch nur 24 Stunden hat. Dann antworte ich: "Aber nein! In meiner Praxis hat jeder einen 26-Stunden-Tag", und alle lachen. „26 Stunden bedeutet, daß du immer, wenn du nicht gerade radfährst, schwimmst oder herumalberst, dein Gerät trägst."

Man darf nie vergessen, daß das Hauptziel der Nivellierungsphase darin besteht, Segmente von gut ausgerichteten Zähnen, sowohl im Front- als auch im Seitzahnbereich zu erhalten. Sehr oft kann durch Kombination intra- und intersegmentaler Bewegungen die Behandlungszeit verkürzt werden. Die Bedeutung der Verankerung wurde hauptsächlich aus transversaler und sagittaler Sicht beschrieben. Die Verankerung ist in der vertikalen Dimension genauso wichtig, wenn nicht sogar wichtiger.

[handschriftliche Notiz oben:]
- Wachstum im Uhrzeigersinn = offen
  KG
- Wachstum entgegen Uhrzeiger = geschlossen
  KG

5
Die Tiefbißtherapie

Die therapeutischen Möglichkeiten beim Tief-
biß sind:
— Extrusion der Molaren,
— Intrusion der Schneidezähne,
— Kombination von beiden Möglichkeiten.

Folgende Faktoren beeinflussen die Entscheidung, nach welchen der genannten Möglichkeiten behandelt wird.

5.1
Intermaxillärer Wachstumsfreiraum

Bei noch wachsenden Patienten entspricht das
Wachstum des Alveolarknochens samt den
Zähnen bekanntlich dem kondylaren Wachstum
oder ist im Vergleich zu diesem stärker oder
geringer. Sowohl durch das kondyläre als auch
das Alveolarknochenwachstum wird das Wachs-
tumsmuster des Gesichtsschädels (im oder gegen den Uhrzeigersinn) bestimmt.

In einem Gedankenmodell stelle man sich
die Zähne „ankylosiert" vor. Während des
Ober- und Unterkieferwachstums könnte man
die Entwicklung des intermaxillären Wachs-

tumsfreiraumes erkennen (Abbildung 5–1). Die
Kenntnis des Wachstumsmusters würde eine
genauere Information über die Art dieses
„Raumes" liefern. Dieser kann nämlich durch
parallele Flächen begrenzt werden oder auch
keilförmig gebildet sein. Bei einem Wachstum
entgegen dem Uhrzeigersinn wäre z. B. der
Wachstumsfreiraum keilförmig mit einem größeren Abstand der Begrenzungsflächen im
posterioren Teil. Umgekehrt, bei Wachstum im
Uhrzeigersinn (skelettal offener Biß) zeigte die
„Keilspitze" nach posterior. Dabei änderte sich
die vertikale Dimension nicht. Während des
Wachstums und des Zahndurchbruchs sind die
Zähne natürlich nicht ankylosiert, sondern nehmen den ihnen derart gewährten Platz ein.

Bei Wachstum gegen den Uhrzeigersinn
Abbildung 5–2a) müssen die Molaren wesentlich stärker als die Schneidezähne extrudieren,
damit die ursprüngliche vertikale Dimension
und die Neigung der Okklusionsebene erhalten
bleibt. Interessanterweise extrudieren – den Arbeiten Björks entsprechend – dabei die Molaren entlang eines „Bogens", während die
Schneidezähne fast geradlinig nach anterior ex-

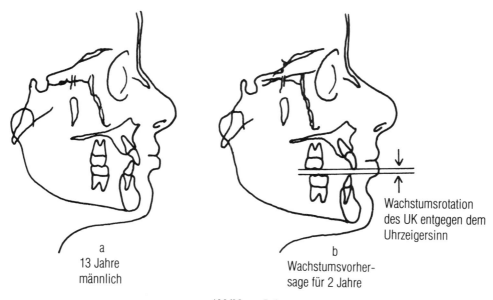

a
13 Jahre
männlich

b
Wachstumsvorher-
sage für 2 Jahre

↓
↑
Wachstumsrotation
des UK entgegen dem
Uhrzeigersinn

Abbildung 5–1:
Intermaxillärer Wachstumsfreiraum.

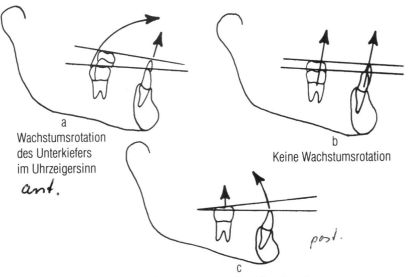

Abbildung 5–2:
Mandibula-Wachstumsrotation und Durchbruch der Zähne. Erläuterungen zu den Teilabbildungen siehe Text.

trudieren (Abbildung 5–2a). Tritt keine Wachstumsrotation des Kiefers auf, so ist der intermaxilläre Freiraum von parallelen Flächen begrenzt (Abbildung 5–2b). Bei Rotation im Uhrzeigersinn (Abbildung 5–2c) ist das Ausmaß der weiteren Extrusion der Molaren – wenn überhaupt vorhanden – gering, während die Schneidezähne wesentlich stärker extrudieren (oder sich der intermaxilläre Wachstumsfreiraum keilförmig nach anterior öffnet). Dadurch wird die vertikale Dimension erhalten. Man kann sich leicht vorstellen, was bei einem Patienten mit Rotation im Uhrzeigersinn und Wirken einer Mechanik mit Extrusion der Molaren (z. B. zervikaler Headgear) passiert. Solche Patienten müssen behandelt werden, als wäre ihr Wachstum bereits abgeschlossen. Die zu verwendenden therapeutischen Mittel müssen – mit einem Wort – intrusiv wirken.

5.2
Ruheschwebe – *Entscheidung*

Bei der klinischen Untersuchung wird der Interokklusalabstand während der Ruheschwebelage (meist 2 mm) gemessen und in der Krankengeschichte vermerkt. Ist dieser Abstand wie bei der typischen Klasse II/2 groß, ist eine Extrusion der Molaren ohne nachfolgendes Kaudalverlagern der Mandibula möglich. Bei Patienten mit einem geringen oder gar keinem Interokklusalabstand wirken extrudierte Oberkiefermolaren als Hypomochlion und verlagern die Mandibula nach kaudal.

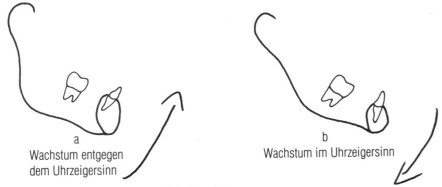

Abbildung 5–3:
Bewegung des Pogonions in sagittaler Richtung und steile Mandibularebenenwinkel. Erläuterungen zu den Teilabbildungen siehe Text.

5.3
Gesichtsprofil

Besteht ein sehr konvexes Profil, ist jede Vergrößerung der vertikalen Dimension kontraindiziert. Posteriore Rotation („Öffnen" der Mandibula durch extrudierte Oberkiefermolaren) resultiert in einer Verschlechterung der Klasse II, besonders bei Patienten mit sehr steilen Mandibularebenenwinkel. Jede Extrusion der Molaren resultiert in einer Verschiebung des Pogonions nach distal, was das konvexe Profil noch verstärkt. Bei einem steilen Mandibularebenenwinkel resultiert eine Öffnung von 2 mm am Pogonion in einer größeren anterioposterioren Verlagerung seiner Position als bei einem flachen Mandibularebenenwinkel (Abbildung 5–3).

5.4
Ästhetik

Patienten mit „Zahnfleischlächeln" benötigen zur Korrektur eines tiefen Überbisses nicht eine Extrusion der Molaren, sondern eine Intrusion der Schneidezähne. Die Indikation zu einer kieferchirurgischen Intervention ist ab 3 bis 4 mm erforderlicher Intrusion gegeben. Der „hohe" zervikale Headgear, der Verkaufsschlager bei kieferorthopädischen Tagungen, kommt als Behandlungsmittel wohl kaum in Frage, da er rasch eine Steilerstellung der Okklusionsebene bewirkt. Stechen beim Lächeln eines Patienten die Zähne ins Auge, kann es wünschenswert sein, die Lachlinie „chirurgisch" zu heben, besonders bei erwachsenen Patienten. Dann

wäre die Anwendung intrusiver Mechaniken nicht erforderlich. Erfahrungsgemäß kann man durch harte Arbeit mit einer guten Mechanik und mit ein bißchen Glück eine Schneidezahnintrusion von 3–4 mm erreichen. Für stärkere Intrusion ist eine Le-Fort-I-Osteotomie indiziert.

5.5
Extrusion der Molaren

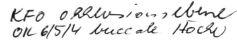

*KFO Okklusionsebene
OK 6/5/4 buccale Hochv)*

Die Extrusion von Molaren zur Korrektur des Tiefbisses ist oft bei Patienten mit steiler Okklusionsebene indiziert. Die bukkalen Segmente werden bei der Extrusion negativ rotiert, da das Drehmoment der Kraft von einem „Hebel" erzeugt wird (Abbildung 5–4). Diese Mechanik wird im allgemeinen im Unterkiefer zum Ausgleichen einer stark ausgeprägten Spee-Kurve durch Extrusion der Molaren angewendet. Extrusion kann durch eine der folgenden Möglichkeiten erreicht werden, und zwar durch
— eine „Tip-back"-Mechanik,
— einen Basisbogen,
— eine Kombinationsmechanik,
— einen zervikalen Headgear mit langen kranial angulierten Außenarmen.

Wie schon erwähnt, ist die Intrusion von Schneidezähnen eine therapeutische Möglichkeit beim Tiefbiß. Um festzustellen, ob Intrusion der Schneidezähne oder Extrusion der Molaren erforderlich ist, prüft man die Stellung der natürlichen Okklusionsebene erstens zu den Lippen und zweitens zu der „Therapieziel-Okklusionsebene". Eine Extrusivmechanik sollte

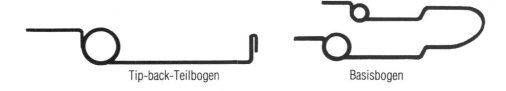

Tip-back-Teilbogen   Basisbogen

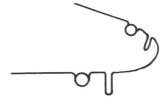

Distaler Extrusionsbogen (0,40 mm),
Teil der Kombinationsmechanik

Abbildung 5–4:
Extrusivmechanik nach dem Hebelarmprinzip.

wegen ihrer Wirkweise nur bei Wachsenden angewendet werden, da bei diesen posteriore Extrusion keine endgültige Verlagerung der Mandibula zur Folge hat. (Der intermaxilläre Wachstumsfreiraum sollte sich keilförmig nach posterior öffnen.) Eine vorübergehende Verlagerung kann auftreten, es ist aber zu erwarten, daß sie durch das Wachstum ausgeglichen wird. Nur in Fällen, wo das Wachstum die Verlagerung der Mandibula nicht kompensieren kann, wie bei Kindern mit Wachstumsrotation im Uhrzeigersinn, ist eine Extrusion der Molaren kontraindiziert.

Eine Extrusion der Molaren ist sehr bald zu bemerken (Extrusion erfolgt viel rascher als Intrusion). Abhängig von der Lage des gewünschten Rotationszentrums wird die entsprechende Extrusivmechanik ausgewählt. Die Molaren können je nach erforderlichem Gewinn an Zahnbogenlänge um verschiedene Zentren rotieren.

5.5.1
Tip-back-Mechanik

Die Tip-back-Mechanik ist ein Teilbogen mit einer Helix und einem anterioren Haken. Sie ist indiziert, wenn Zahnbogenlänge gewonnen werden muß (1–2 mm; Abbildung 5–5). Manchmal benötigt man eine Rotation, durch die beim Aufrichten des bukkalen Segmentes anterior etwas an Zahnbogenlänge gewonnen wird. Das entsprechende Rotationszentrum befindet sich am Apex der distalen Wurzel des zweiten unteren Molaren. Während sich das bukkale Segment aufrichtet, entsteht zwischen dem ersten Prämolaren und dem Eckzahn eine Lücke (zwischen 1–2 mm). Der mesial liegende Haken wird in das anteriore Segment eingehängt, und der damit aktivierte Bogen gibt ein negatives Drehmoment und eine extrusive Kraft an das bukkale Segment ab (wobei, wie bereits gezeigt, das Rotationszentrum am Apex der distalen Wurzel des zweiten Molaren liegt).

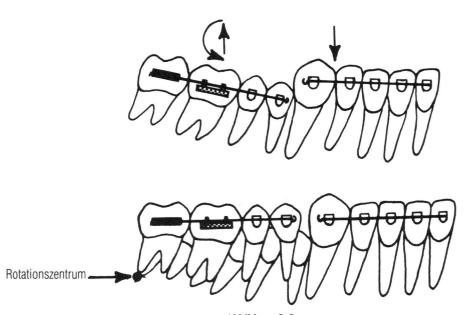

Rotationszentrum

Abbildung 5–5:
Um Zahnbogenlänge zu gewinnen, muß das Rotationszentrum am Apex der distalen Wurzel des zweiten Molaren liegen.

In folgenden Fällen ist eine Tip-back-Mechanik indiziert:
— Bei Kindern mit einer Wachstumsrotation gegen den Uhrzeigersinn.
— Bei stark ausgeprägter Spee-Kurve im UK.
— Bei tiefem Überbiß.
— Bei geringer Zahnbogenlängendiskrepanz (1–2 mm pro Seite).
— Bei Steilstellung der natürlichen Okklusionsebene.
Die nächsten Punkte zeigen das praktische

Vorgehen bei der Extrusion von bukkalen Segmenten im Unterkiefer. Folgende Bögen finden Verwendung:
— Lingualbogen (0,91 mm)
— Anteriores Segment, das manchmal bis zu den Eckzähnen reicht.
— Bukkales Segment zur Stabilisierung (BSS; 0,45 mm × 0,63 mm im Idealfall), vom zweiten Molaren bis zum ersten Prämolaren oder einem beliebigen Bogen mit R- oder Box-Loops, wie sie bei der Nivellierung ver-

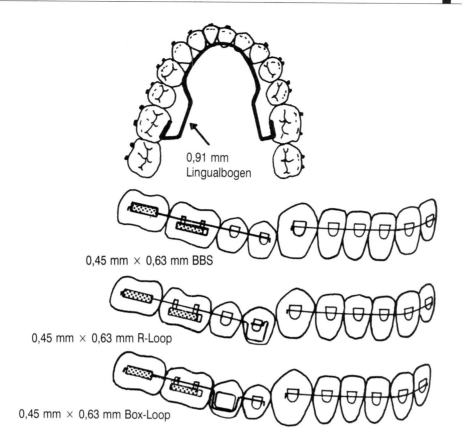

0,91 mm
Lingualbogen

0,45 mm × 0,63 mm BBS

0,45 mm × 0,63 mm R-Loop

0,45 mm × 0,63 mm Box-Loop

0,45 mm × 0,63 mm Tip-back Teilbogen

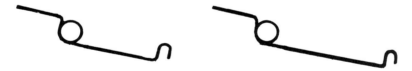

wendet werden. (Man sollte immer trach-ten, verschiedene Behandlungsschritte zu kombinieren – „Teleskoping"!)
— Tip-back-Mechanik (0,45 mm × 0,63 mm). Der Haken der „Tip-back"-Mechanik soll frei in anterioposteriore Richtung am Stabilisie-rungsbogen des anterioren Segments (SAS) gleiten können. Hat das anteriore Segment eine normale Achseninklination, wird der Haken zwischen Eckzahn und seitlichem Schneidezahn (= ungefähre Lage des Rotationszentrums des anterioren Segments) gelegt (Abbildung 5–6).

Ist hingegen das untere anteriore Segment etwas protrudiert, soll die Intrusionskraft distal des anterioren Widerstandszentrums gelegt werden (Abbildung 5–7).

Bei korrekter Anwendung dieser Mechanik sieht man, daß
— das Rotationszentrum distal im Bereich des Apex der distalen Wurzel des zweiten Mo-

laren liegt,
— Extrusion und Rotation der bukkalen Seg-mente auftritt,
— 1 bis 2 mm Zahnbogenlänge distal der Eck-zähne gewonnen wurde,
— der zweite Molar häufig „in der Alveole verschwindet",
— bei distal zum Widerstandszentrum des an-terioren Segments liegenden Haken die Wurzeln des unteren anterioren Segments nach labial „getorqut" werden, ein günstiger Effekt, wenn die Neigung der Okklusions-ebene flacher werden soll,
— die Schneidezähne nicht protrudiert sind, weil der Haken frei entlang des Drahtes des anterioren Segments gleiten kann.

Optimale Extrusion und Rotation der bukkalen Segmente treten bei einer Drehmomentgröße zwischen 3 500 und 4 000 g-mm auf. Das Dreh-moment stammt von einer Einzelkraft, die sich

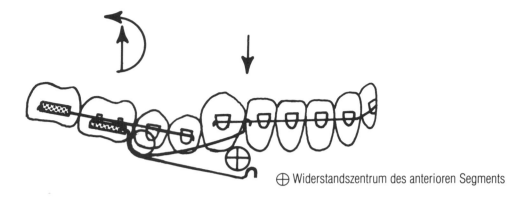

⊕ Widerstandszentrum des anterioren Segments

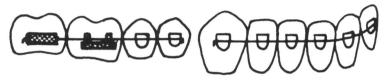

Abbildung 5–6:
Die Tip-back-Mechanik wird über dem Widerstandszentrum des anterioren Segments plaziert.

nach DM = K × L errechnen läßt. Ist der Abstand (L) zwischen dem Widerstandszentrum des unteren bukkalen Segments (mesial der Wurzel des unteren ersten Molaren bei einem Vier-Zahn-Segment wie in Abbildung 5–7) und dem anterioren Ansatzpunkt der Tip-back-Mechanik bekannt, läßt sich die erforderliche

Kraft (K) durch Division der Drehmomentgröße durch den Abstand L bestimmen:

$$K = \frac{3\,500\ \text{g-mm}}{L}$$

Die Kraft kann mittels der Dontrix-Federwaage kontrolliert werden.

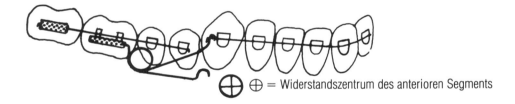

⊕ = Widerstandszentrum des anterioren Segments

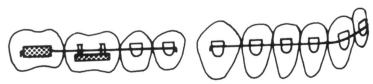

Abbildung 5–7:
Die Tip-back-Mechanik kommt distal des Widerstandszentrums zu liegen.

Das distale Ende kommt
im Molarenhilfsröhrchen zu liegen.

Abbildung 5–8:
Basisbogen für den Unterkiefer (auch Intrusionsbogen genannt).

5.5.2
Basisbogen

Der Basisbogen (manchmal auch „Intrusionsbogen" genannt) kann ebenfalls zur Extrusion von Zähnen bei der Tiefbißtherapie verwendet werden. Der Hauptunterschied zwischen dieser Mechanik und der vorhin beschriebenen liegt in der Lage des erzeugten Rotationszentrums. Die Stabilisierungsdrähte des bukkalen und des anterioren Segments sind die gleichen wie bei der Tip-back-Mechanik (BSS 0,45 mm × 0,63 mm; ASS 0,40 mm oder stärker von 3 bis 3), und natürlich ist der Lingualbogen in situ. Der Basisbogen wird aus einem Stahldraht (0,45 mm × 0,63 mm) mit Helices hergestellt (Abbildung 5–8), kann aber ebenso aus TMA (0,43 mm × 0,63 mm) ohne Helices gefertigt sein. Als Stop wird dann entweder ein kleines Stück Draht mesial des Hilfsröhrchens angeschweißt oder ein „Washer", der durch den TMA-Bogen geht, zusammengepreßt. Ist Protrudieren der Schneidezähne nicht indiziert, kann man den Basisbogen mit einem durch die Helices geführten Ligaturdraht fixieren (Abbildung 5–9).

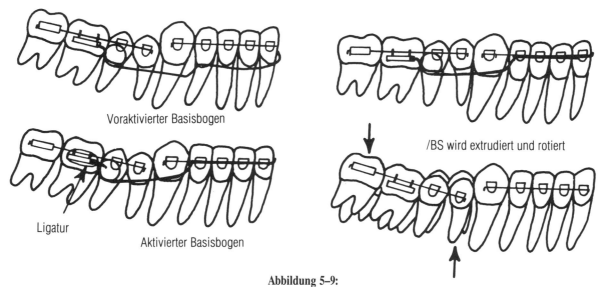

Voraktivierter Basisbogen

Ligatur

Aktivierter Basisbogen

/BS wird extrudiert und rotiert

Abbildung 5–9:
Der Basisbogen im voraktivierten und aktivierten Zustand (mit einer Ligatur).

Das Kräftesystem ist fast identisch mit dem der Tip-back-Mechanik, nur gibt es keinen frei anterioposterior gleitenden anterioren Haken. Ist der Basisbogen mittels Ligaturdraht am bukkalen Segment fixiert (Abbildung 5–9), liegt das Rotationszentrum nahe der mesialen Wurzel des ersten Molaren. Die verwendeten Kraftwerte basieren auf demselben optimalen Drehmoment für die erwünschte Extrusion und Rotation der bukkalen Segmente, d. h. 3 500 bis 4 000 g-mm. Bei einer Distanz zwischen Mittellinie und Widerstandszentrum von 40 mm, kann man den Basisbogen mit Hilfe der Dontrix-Federwaage so adjustieren, daß er eine Kraft von 200 g in der Mittellinie abgibt, das entspricht 100 g pro Seite. Erfolgt die Aktivierung des Basisbogens, wie gezeigt, und wird kein Lingualbogen verwendet, tritt Extrusion und Rotation der bukkalen Segmente gleichzeitig mit einem lingualen Kronentorque auf. Normalerweise ist aber der Lingualbogen in situ und man bemerkt:

— Extrusion und eine negative Rotation des bukkalen Segments (Verflachung der Okklusionsebene),
— keinen Gewinn an Zahnbogenlänge,
— Bewegung der Wurzeln des bukkalen Segments nach mesial,
— die zweiten Molaren „versinken" manchmal (negatives Drehmoment, Krone kippt nach distal).

5.5.3
Kombinationsmechanik

Eine stark ausgeprägte Spee-Kurve wird durch Extrusion und Rotation sowohl des anterioren als auch des posterioren Segments nivelliert (Abbildung 5–10). Dazu dient die sogenannte Kombinationsmechanik. Für ihre Anwendung sollten folgende Voraussetzungen gegeben sein:

— Ausreichendes Wachstumspotential, da die
  Mechanik extrudiert.
— Eine starke Diskrepanz zweiter Ordnung
  zwischen den Eckzähnen und den Schneidezähnen, d. h., die Schneidezähne sollten die

Eckzähne überragen.
— Eine minimale Zahnbogenlängenerfordernis
  (2–3 mm pro Seite).
— Eine stark ausgeprägte Spee-Kurve.
— Extraktionen, meist der ersten Prämolaren.

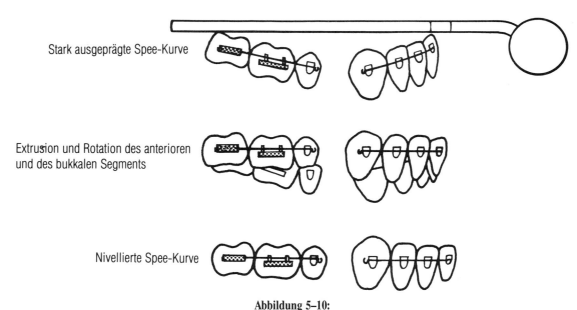

Abbildung 5–10:
Nivellieren einer stark ausgeprägten Spee-Kurve bei einem Extraktionsfall.

Die Kombinationsmechanik besteht aus:
— einem Basisbogen (0,45 mm × 0,63 mm;
  mit Helices dargestellt; diese sind nicht un-

bedingt nötig, besonders nicht bei Verwendung der modernen, flexibleren Drähte wie
z. B. TMA);

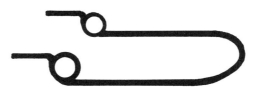

— einem distalen Extensionsbogen (0,40 mm).
  Unmittelbar mesial des Eckzahnbrackets
  wird ein Vertikal-Loop und distal des Eckzahnbrackets eine Helix eingebogen. Der
  distale Teil des Bogens kann so adjustiert

werden, daß er über den Bracketflügeln des
zweiten Prämolaren zu liegen kommt. Er
kann aber auch am Stabilisierungsdraht des
bukkalen Segments eingehakt werden.

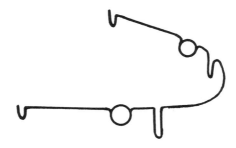

— einem Lingualbogen (0,91 mm).

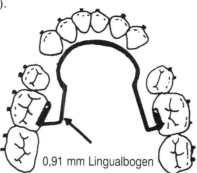

0,91 mm Lingualbogen

Die Wirkung einer aktivierten Kombinationsmechanik (Basisbogen und distaler Extensionsbogen) besteht im Erzeugen sowohl eines Alpha- (anterior) als auch eines Beta-Drehmoments (posterior). Werden beide Bögen im gleichen Ausmaß und in entgegengesetzter Richtung voraktiviert (α = β), so extrudieren und rotieren sowohl die anterioren als auch die posterioren Segmente (Abbildung 5–10; mesialer Wurzeltorque im bukkalen Segment und lingualer Wurzeltorque am anterioren Segment). Größere Alpha-Drehmomente bewirken eine stärkere Extrusion und Rotation des anterioren

Segments; größere Beta-Drehmomente bewirken eine stärkere Extrusion und Rotation des bukkalen Segments. Der distale Extensionsbogen hat einen unmittelbar mesial des Eckzahnbrackets liegenden Vertikal-Loop (Abbildung 5–11). Dieser kann je nach Stärke des Engstandes bis zu 2–3 mm/Seite geöffnet werden, wenn der Ausgleich nur durch Distalbewegung der Eckzähne und nicht durch Protrusion der Schneidezähne erfolgen soll. Dabei muß der Basisbogen sowohl distal am bukkalen Segment als auch anterior im Bereich der Mittellinie anligiert werden.

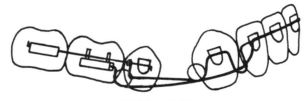

Abbildung 5–11:
Die Kombinationsmechanik (Basisbogen und distaler Extensionsbogen) in situ.

Bei Aktivierung des Basisbogens wirkt auf die bukkalen Segmente ein negatives Drehmoment, das die Wurzeln in mesialer und die Krone in distaler Richtung bewegt. Auf die Schneidezähne wirkt eine entsprechende intrusive Kraft, mit der man die Schneidezähne gezielt intrudieren kann (nur zwei Schneidezähne, drei oder alle vier). Diese intrusive Kraft liegt ebenfalls mesial des Widerstandszentrums des anterioren Segments, und man beachte das Drehmoment, das sie hervorruft (lingualer Wurzeltorque). Bei Aktivierung des distalen Extensionsbogens (bewirkt ein Alpha-Drehmoment) unterliegen die Schneidezähne und die Eckzähne einer Extrusion und Rotation (lingualer Wurzeltorque) (Abbildung 5–12). Die Voraktivierungsbiegungen für diesen Bogen werden in die unmittelbar nach distal der Eckzahnbrak-

kets liegenden Helices eingebogen. Obwohl auf die anterioren Segmente eine extrusive Kraft wirkt, muß man bedenken, daß der Basisbogen vom bukkalen Segment aus eine intrusive Kraft an die Mittellinie abgibt. Daher kommt die extrusive Kraft an den mittleren Schneidezähnen nicht zur Wirkung. Die seitlichen Schneidezähne extrudieren jedoch, ebenso wie die Eckzähne (die Eckzähne können gleichzeitig nach distal bewegt werden), bis das anteriore Segment intrasegmental nivelliert wurde (Abbildung 5–10).

5.5.4
Zervikaler Headgear mit langen, kranial angulierten Außenarmen
Eine parallele Extrusion des bukkalen Segments wird nur im Oberkiefer angewendet.

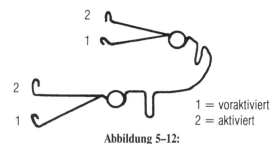

1 = voraktiviert
2 = aktiviert

Abbildung 5–12:
Voraktivierungsbiegungen für das α-Drehmoment im distalen Extensionsbogen.

Durch einen zervikalen Headgear mit einem langen, 60° aufwärts angulierten Außenbogen erhält man beim Herunterbringen des Außenbogens auf die Wirklinie der Headgearzügel ein negatives Drehmoment (Abbildung 5–13a). Ist der elastische Zug wirksam, erzeugt die Wirklinie der Kraft mal dem Normalabstand zum Widerstandszentrum des Oberkiefers ein positives Drehmoment (Abbildung 5–13b). Die beiden Drehmomente heben einander auf, und es bleibt eine rein extrusive Kraft am bukkalen Segment (Abbildung 5–13d).

Wieder ist die genaue Überwachung des Behandlungsfortschritts äußerst wichtig (natürliche Okklusionsebene). Diese kann man folgendermaßen durchführen: Man setzt vor Beginn der Extrusion ein gerades Drahtstück (einen Indikatordraht, 0,45 mm × 0,63 mm) in das Hilfsröhrchen des Molarenbandes ein und notiert seine Position in der Patientenkarte. In

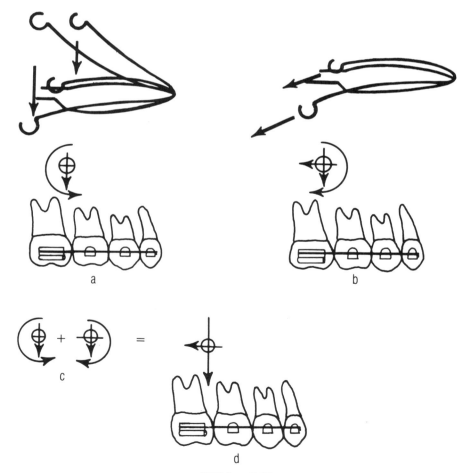

Abbildung 5–13:
Zervikaler Headgear mit langen, kranial angulierten Außenbogen. Erläuterungen zu den Teilabbildungen siehe Text.

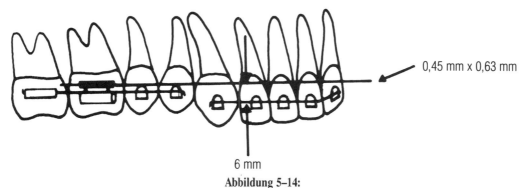

Abbildung 5–14:
Indikatordraht zur Überwachung des bukkalen Segments.

dem Beispiel aus Abbildung 5–14 liegt der Indikatordraht in einem Abstand von 6 mm parallel zum anterioren Drahtsegment. Sieht man beim nächsten Behandlungstermin (4 bis 5 Wochen später), daß der Draht nun 4 mm entfernt, also immer noch parallel liegt, ist alles in Ordnung. Erscheint er aber nach oben gewinkelt mit einem Abstand von 5 mm zum anterioren Segment, zeigt das eine negative Rotation des bukkalen Segments (Wurzel distal, Krone mesial) und daß sich die natürliche Okklusionsebene flacher eingestellt hat. Man kann entweder den Außenbogen kürzen oder – um die Extrusion fortzusetzen – einen Basisbogen ins Hilfsröhrchen einsetzen, um an den bukkalen Segmenten ein positives Drehmoment zu erzeugen (Abbildung 5–15).

Beim darauffolgenden Behandlungstermin kann der Indikatordraht wieder im Hilfsröhrchen angebracht und seine Position überprüft werden. Sieht man, daß der Indikatordraht wieder parallel zum Draht des anterioren Segments liegt, diesmal 4 mm entfernt, heißt das, daß die leichte Rotation des bukkalen Segments korrigiert wurde. Dann kann die vom Basisbogen abgegebene Intrusionskraft reduziert werden, damit die Extrusion weiter parallel verläuft. (Dadurch wird das positive Drehmoment am bukkalen Segment reduziert, da dessen ursprüngliche Einstellung wieder erreicht wurde.) Dabei geht man von einem reaktionslosen anterioren Segment aus, was natürlich nicht stimmt. Das anteriore Segment ist von Eckzahn zu Eckzahn verblockt. Wirkt an seiner Mittellinie eine

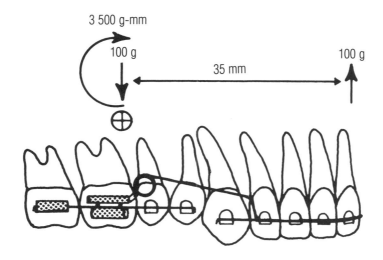

⊕ Widerstandszentrum des bukkalen Segments

Abbildung 5–15:
Der Basisbogen gibt eine Intrusivkraft von 100 g auf das anteriore Segment ab und stellt dabei die natürliche Okklusionsebene steiler ein.

Intrusionskraft von 100 g, so kann man zu Recht erwarten, daß die Extrusion und Rotation der bukkalen Segmente wesentlich früher eintritt als die Intrusion von sechs anterioren Zähnen.

5.6
Intrusion der Schneidezähne

Meistens werden nur vier Frontzähne intrudiert. Die En-masse-Intrusion von sechs Zähnen (Eckzahn zu Eckzahn) ist aus Gründen der Verankerung sehr schwierig. Sehr wahrscheinlich zeigt sich Extrusion und Rotation am Verankerungssegment vor einer erwähnenswerten Intrusion des aus sechs Zähnen bestehenden anterioren Segmentes. Zur Intrusion von vier Schneidezähnen kann der zuvor für die Extrusion beschriebene Basisbogen verwendet werden. Je nach Achseninklination der Schneidezähne kann er modifiziert werden. Intrusion bedeutet gewöhnlich eine Vertikalbewegung entlang der Längsachsen der Zähne, aber abhängig von der jeweiligen Achseninklination der Zähne kann eine Intrusionskraft verschiedene Wirkungen haben. Einige Grenzsituationen werden untersucht.

In der wissenschaftlichen Literatur wird die optimale Kraftgröße für die Intrusion von Oberkieferschneidezähnen mit 20 bis 25 g pro Zahn, und bei Unterkieferschneidezähnen mit 10 bis 15 g angegeben. Bei vier Oberkieferschneidezähnen wären also ca. 100 g an der Mittellinie ideal, um Intrusion hervorzurufen. Der einzelne vordere Schneidezahn in Abbildung 5–16b repräsentiert alle 4 Schneidezähne. Die Achseninklination ist normal, also ist eine Intrusion aller 4 Schneidezähne unseres Beispiels erforderlich. Die 100 g Kraft an der Mittellinie kann von einem Basisbogen abgegeben werden. Dieser wird aus Stahl oder β-Titanium hergestellt. In letzterem Fall verwendet man statt einer Helix einen gelöteten Stop zur Verankerung der Drahtligatur (Abbildung 5–17). Bei Schneidezähnen mit normaler Achseninklination liegt eine an der Mittellinie wirkende Kraft von 100 g 7 mm anterior zum Widerstandszentrum. Das erzeugt ein 700 g-mm großes positives Drehmoment, das die Krone in labialer und die Wurzeln in lingualer Richtung bewegt. Ist der Basisbogen mit Ligaturen an den bukkalen Segmenten fixiert (die Ligaturen gehen entweder durch die Helices oder verankern sich bei Verwendung von TMA-Bögen an den angebrachten Stops), so wirkt auf diese eine mesiale Kraft von 70 g (700 g-mm DM dividiert durch 10 mm, den Vertikalabstand des Widerstandszentrums zum Bracket in Abbildung 5–16b). Bei einer mesialen Kraft von 70 g entfallen auf das rechte und linke bukkale Segment jeweils nur 35 g. Das ist nicht viel, aber man sollte sich von vornherein darüber klar

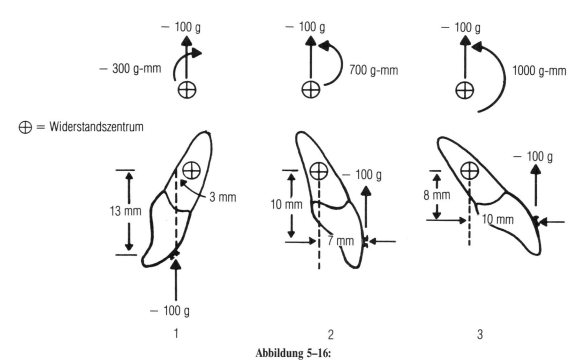

Abbildung 5–16:
Die initiale Achseninklination beeinflußt die Wirkung einer am Bracket angreifenden Intrusivkraft. Erläuterungen zu den Teilabbildungen siehe Text.

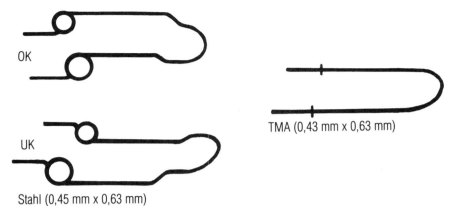

Abbildung 5–17:
Basisbögen aus Stahl und aus TMA.

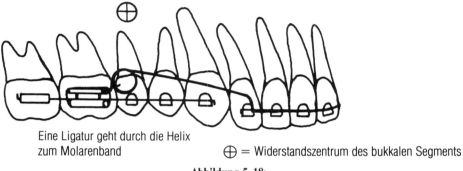

Eine Ligatur geht durch die Helix
zum Molarenband   ⊕ = Widerstandszentrum des bukkalen Segments

Abbildung 5–18:
Der Basisbogen ist an das bukkale Segment fixiert.

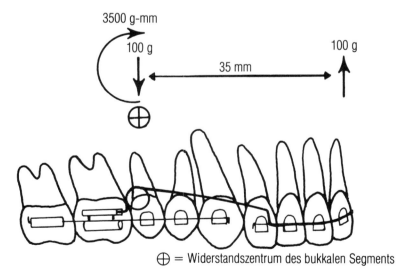

⊕ = Widerstandszentrum des bukkalen Segments

Abbildung 5–19:
Der Basisbogen ist an die Brackets der vier Frontzähne
anligiert.

sein, daß diese Kraft vorhanden ist. Ist der Basisbogen nicht ligiert, so werden die Schneidezähne protrudiert, was bei manchen Fällen erforderlich sein kann.

Im Oberkiefer erzeugt eine Intrusivkraft von 100 g an der Mittellinie ein großes Drehmoment von 3 500 g-mm an den bukkalen Segmenten, unabhängig davon ob man Stahlbögen, TMA, Plutonium oder Kryptonitbögen verwendet. Natürlich gilt auch hier: je mehr Zähne in der Verankerungseinheit, desto besser. Das in Abbildung 5–19 gezeigte Beispiel wäre ideal. Das Wissen, eine Intrusion von vier Zähnen gegen die Extrusion und Rotation von zehn Zähnen auszuspielen, ist ein sehr beruhigendes Gefühl. Abhängig von der Kraftgröße an der Mittellinie und der Größe des bukkalen Segments kann ein Verhindern der Rotation und Extrusion des bukkalen Segments erforderlich sein. Dazu verwendet man im allgemeinen einen okzipitalen Headgear mit einem kurzen Außenbogen, der ein negatives Drehmoment und damit eine flachere Einstellung der Okklusionsebene bewirkt. Durch regelmäßige Überwachung und gute Patienten-Compliance kann man nun eine nahezu ideale Intrusion der vier Oberkieferschneidezähne erreichen.

Protrudierte Schneidezähne (Abbildung 5–16c) können allerdings bei einer von der Basisbogenmechanik abgegebenen intrusiven Kraft von 100 g ein Drehmoment von 1 000 g-mm erhalten. Die Kraft wirkt nämlich ca. 10 mm anterior zum Widerstandszentrum der Schneidezähne. Dividiert man dieses Drehmoment durch den Vertikalabstand zum Widerstandszentrum (ebenfalls 10 mm), so wirkt an der Mittellinie eine mesiale Kraft von 100 g bzw. ca. 50 g pro Seite. Auch hier sollte man, um von Anfang an vor Überraschungen gefeit zu sein, alle existierenden Kräfte kennen. Es herrscht eine Tendenz zur Protraktion des gesamten Zahnbogens, die bei einer Kategorie-A-Verankerungssituation besonders sorgfältig überwacht werden

sollte. Die Intrusionskraft in diesem Beispiel ist keine Intrusionskraft im eigentlichen Sinn, sondern eher eine kippende Kraft, da sie wohl kaum in Richtung der Längsachse der Schneidezähne wirkt.

Zur Intrusion ohne protrudierende Wirkung soll ein Tip-back-Teilbogen verwendet werden. Dadurch kann die Intrusionskraft an jeder beliebigen Stelle im Bereich des Widerstandszentrums wirken, auch auf dessen Ebene oder etwas distal davon (Abbildung 5–20). Dafür eignet sich diese dreiteilige Intrusionsmechanik recht gut (Abbildung 5–21). Die gesamte Mechanik, vom anterioren Segment bis zur Tip-back-Mechanik, kann aus Stahl, aber auch aus TMA (0,45 mm × 0,63 mm) gefertigt werden. Die Länge des anterioren Stabilisierungsdrahtes hängt vom Grad der Protrusion der Schneidezähne ab. Bei extremer Protrusion der Schneidezähne und einer in idealer Weise distal zum Widerstandszentrum liegenden Intrusionskraft (um eine linguale Kronen- und eine labiale Wurzelbewegung zu erhalten) müssen die distalen Enden des anterioren Stabilisierungssegments lang sein (Abbildung 5–21). Soll die Kraft direkt durch das Widerstandszentrum gehen, können die Enden des Segments direkt über dem Widerstandszentrum plaziert werden (Abbildung 5–21). Das kann mit dem Auge überprüft werden.

Nicht jedem wird, wie dem Autor, schon einmal das therapeutische Erfolgserlebnis vergönnt worden sein, zur Intrusion von vier Schneidezähnen bukkale Segmente in dieser Größenordnung (vom zweiten Molaren bis zum Eckzahn, 5 Zähne in jedem Segment) zur Verfügung zu haben. Eines Tages wird sich aber diese Möglichkeit garantiert bieten. Bis dahin bestehen bukkale Segmente gewöhnlich aus einem zweiten Prämolaren, einem ersten Molaren und einem zweiten Molaren, und diese dreiteilige Intrusionsmechanik sieht genauso aus wie in Abbildung 5–22.

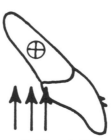

Abbildung 5–20:
Der Kraftansatz für die Intrusion kann in sagittaler Richtung variiert werden.

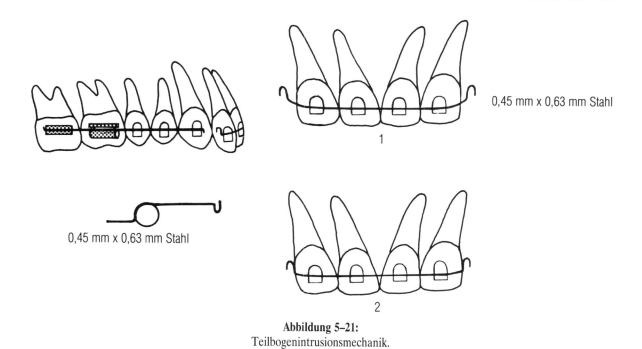

0,45 mm x 0,63 mm Stahl

0,45 mm x 0,63 mm Stahl

Abbildung 5–21:
Teilbogenintrusionsmechanik.

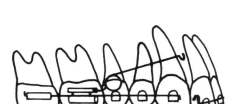

Voraktivierung des Tip-back-Teilbogens.
Beim Herunterbiegen werden 50 g mit
der Waage gemessen.

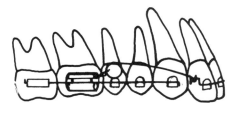

Eine Drahtligatur fixiert den
Tip-back-Teilbogen
am bukkalen Segment.

Abbildung 5–22:
Aktivierung einer Teilbogenintrusionsmechanik.

5.7
Stufenweise Intrusion des anterioren Segments

Die typische Retraktionsmechanik mit hoher Beta-Aktivierung zur Intrusion sechs anteriorer Zähne ist bereits dokumentiert worden. Selbstverständlich wurde dabei ein okzipitaler Headgear mit einem kurzen Außenbogen (Zugrichtung anterior des Widerstandszentrums) mindestens „26 Stunden pro Tag" getragen. Normalsterbliche jedoch führen die Intrusion der sechs anterioren Zähne stufenweise durch. Zuerst Intrusion der Schneidezähne und dann erst die Eckzähne. Das vermeidet zu große Drehmomente an den bukkalen Segmenten, und der Okklusionsebenenwinkel kann erhalten werden. Zuerst wird das Schneidezahnsegment mit den vorher vorgestellten Mechaniken intrudiert (Abbildung 5–23a). Ist das Schneidezahnsegment bis auf das Niveau der natürlichen Okklusionsebene (NOE_O) intrudiert, können die bukkalen Segmente mit einem starken Draht (0,45 mm × 0,63 mm) vom zweiten Molaren bis zum zweiten Molaren der gegenüberliegenden Seite unter Umgehung der Eckzähne verblockt werden (Abbildung 5–23b). Nun werden die Eckzähne durch einen vom Molarenhilfsröhrchen kommenden R-Loop intrudiert. So wird die Eckzahnintrusion gegen den aus 10 bis 12 Zähnen bestehenden Bogen ausgespielt. Stehen die Eckzähne richtig, kann der gesamte Zahnbogen mit einem durchgehenden Bogen (0,45 mm × 0,63 mm) verbunden werden.

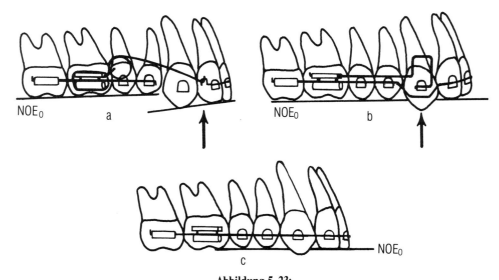

Abbildung 5–23:
Stufenweise Intrusion von sechs anterioren Zähnen.

6
Kontrolle der vertikalen Dimension

Viel zu oft wird der Headgear als Unterstützung der Verankerung in sagittaler Richtung betrachtet. Man darf jedoch nicht vergessen, daß die vertikale Dimension mindestens genauso wichtig ist, wenn nicht sogar wichtiger. Die ganze Verankerungskontrolle in sagittaler Richtung nützt wenig, wenn durch die den Mechaniken innewohnende extrusive Tendenz die Mandibula kaudal verlagert wird. Oft wird eine kieferorthopädische Methode als „zu Headgearorientiert" kritisiert. Jede kieferorthopädische Therapie soll an der Erreichbarkeit der gesetzten Therapieziele gemessen werden. Eine gute vertikale Kontrolle ist für eine gute kieferorthopädische Behandlung sehr wichtig. Sie beinhaltet sowohl die Überwachung der Okklusionsebene und des Okklusionsebenen-Winkels als auch die vertikale Relation der Kiefer und des Gesichts.

Mittels geeigneter Mechaniken kann die Okklusionsebene im Ober- wie im Unterkiefer gesenkt (Abschn. 6.1) oder gehoben (Abschn. 6.2), der Okklusionsebenen-Winkel flacher (Abschn. 6.3) oder steiler gestellt werden (Abschn. 6.4).

6.1
Senken der oberen Okklusionsebene

Bei Patienten mit einer geringen Oberkieferhöhe (Lippen-, Kiefer-, Gaumenspalten; oder eventuell bei einer übermäßigen Oberlippenlänge) kann man die Okklusionsebene des Oberkiefers mit einem zervikalen Headgear mit aufwärts gebogenen Außenbögen senken. Die Okklusionsebene wird in toto gesenkt. Man kann auch vertikale Gummizüge intermaxillär verwenden (Abbildung 6–1), wobei man, um eine Rotation zu vermeiden, darauf achten muß, daß die Wirklinie der Kraft in einer Ebene mit dem Widerstandszentrum liegt. Die Extrusion der Zähne im Unterkiefer kann durch einen zervikalen Headgear im Unterkiefer verhindert werden. Die Gummizüge lassen sich am Innenbogen des Gesichtsbogens befestigen, so daß sie nur verwendet werden, wenn der Headgear getragen wird. Diese Therapieform eignet sich besonders für Klasse-III-Fälle, nicht aber für die Behandlung der Klasse II, da die Zugrichtung des zervikalen Headgears nach kaudal und distal zeigt.

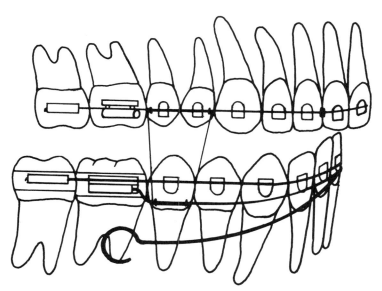

Abbildung 6–1:
Gummizüge werden am Innenbogen des Unterkiefer-Headgears befestigt.

6.2
Heben der oberen Okklusionsebene

Mit einem geraden nach kranial durch das Widerstandszentrum des Oberkiefers gehenden Zug eines okzipitalen Headgears kann die gesamte Okklusionsebene „ankylosiert" werden. Bei Patienten, die sich noch im Wachstum befinden, ist diese Intrusion relativ, da die Okklusionsebene mit dem Wachsen gesenkt wird. Eine Intrusion des gesamten Oberkiefers im eigentlichen Sinn kann in geringem Ausmaß beobachtet werden. Ist eine Intrusion des gesamten oberen Zahnbogens indiziert (z. B. bei Patienten mit „Zahnfleisch-Lächeln"), ist eine chirurgische Elevation der gesamten Okklusionsebene mittels Le-Fort-I-Osteotomie gerechtfertigt.

6.3
Abflachen des Okklusionsebenen-Winkels im Oberkiefer

Klasse-III-Gummizüge extrudieren im Unterkiefer die Frontzähne und im Oberkiefer die obe-

ren Molaren (Abbildung 6–2). Die Extrusion der unteren Frontzähne kann durch einen zervikalen Headgear (kurzer Außenbogen) mit anterioren Ösen (J-Haken-Headgear), die den am unteren Bogen angebrachten Haken eingesetzt werden, verhindert werden.

Vertikale, posterior zum Widerstandszentrum des Oberkiefers angebrachte Gummizüge flachen auch den Okklusionsebenenwinkel ab. Die unerwünschten Nebenwirkungen beinhalten einen steiler gestellten Okklusionsebenenwinkel im Unterkiefer. Das wird durch das Einsetzen eines zervikalen Headgears (wieder mit langem, aufwärts gebogenem Außenbogen) im Unterkiefer verhindert (posterior zum Widerstandszentrum des Unterkiefers).

Auch ein okzipitaler Headgear mit kurzem Außenbogen (anterior zum Widerstandszentrum des Oberkiefers) verflacht den Okklusionsebenenwinkel. Den gleichen Effekt hat der Kombinations-Headgear, wenn der okzipitale Zug größer als der zervikale ist (Abbildung 6–3).

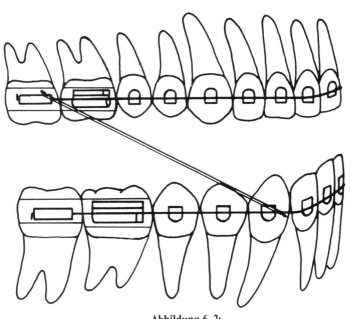

Abbildung 6–2:
Klasse-III-Gummizüge verflachen den Okklusionsebenen-Winkel.

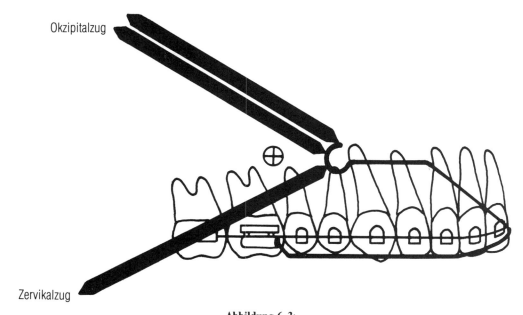

Abbildung 6–3:
Ein Kombinations-Headgear mit doppelt starkem Okzipitalzug (Zervikalzug : Okzipitalzug = 1 : 2).

6.4
Steilerstellen des Okklusionsebenenwinkels im Oberkiefer

Es gibt mehrere Methoden, den Okklusionsebenen-Winkel im Oberkiefer steiler zu stellen:

a) Beim zervikalen Headgear „nach Robin Hood" werden Gummizüge zwischen zwei Haken gespannt. Die Haken sind am Innenbogen mesial des Eckzahns angeschweißt (Abbildung 6–4). Diesen „Robin Hood"-Headgear kann man verwenden bei:
— einem Front-offenen Biß,
— übermäßiger Oberlippenlänge,
— Lippen-, Kiefer-, Gaumenspalten.

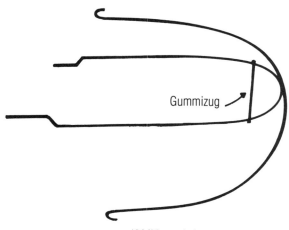

Abbildung 6–4:
Zervikaler Headgear nach Robin Hood.

b) Klasse-II-Gummizüge und ein zervikaler Headgear für den Oberkiefer (Abbildung 6–5).

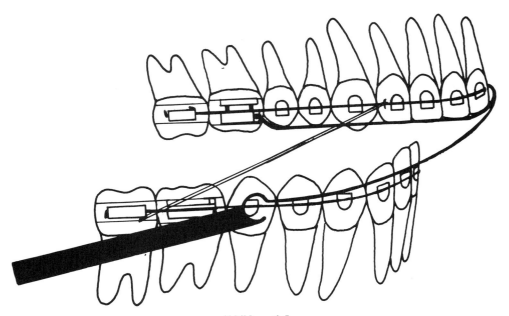

Abbildung 6–5:
Klasse-II-Gummizüge und ein zervikaler Headgear.

c) Vertikale Gummizüge anterior zum Widerstandszentrum des Oberkiefers in Kombination mit einem zervikalen Headgear im Unterkiefer mit anterioren Haken und einem kurzen Außenbogen. Abbildung 6–6 zeigt Kobyashi-Ligaturen am Bracket des oberen Eckzahns und des seitlichen Schneidezahns.

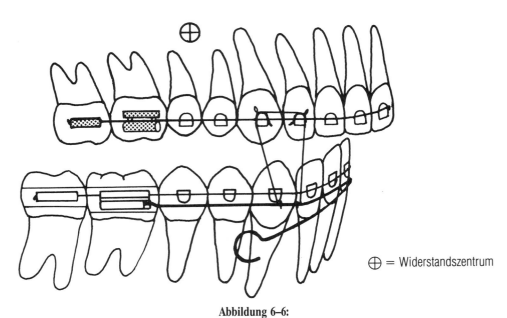

⊕ = Widerstandszentrum

Abbildung 6–6:
Vertikale Gummizüge ziehen vom Oberkiefer zum Innenbogen des zervikalen Headgears im Unterkiefer.

d) Ein okzipitaler Headgear mit einer Zugrichtung posterior zum Widerstandszentrum des Oberkiefers (langer Außenbogen). Dieser ist besonders wirksam bei der Behandlung von offenen Bissen, wenn der Abstand Oberkiefer-Schneidezahnkante zum Stomion unter dem Durchschnitt liegt. Abbildung 6–7 illustriert, wie durch das Steilerstellen des Okklusionsebenenwinkels der Patient stärker „die Zähne zeigen" kann. Für die Therapie des offenen Bisses ist das regelmäßige Tragen des Headgears besonders wichtig. Erstaunlicherweise gibt es damit gewöhnlich keine Probleme, weil die Patienten den Erfolg leicht selbst sehen können.

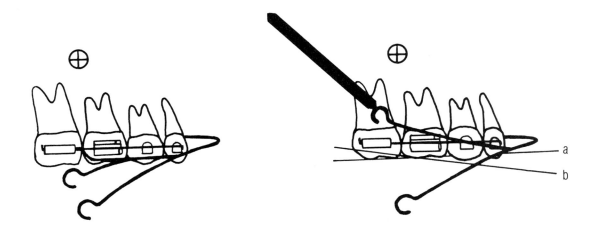

⊕ = Widerstandszentrum

Abbildung 6–7:
Okzipitaler Headgear mit langem Außenbogen. Erläuterungen zu den Teilabbildungen siehe Text.

6.5
Senken der unteren Okklusionsebene

Ein zervikaler Headgear mit Zugrichtung durch das Widerstandszentrum des unteren Zahnbogens vermag diesen entweder bei wachsenden Patienten am Platz zu halten („ankylosieren"?) oder bei Erwachsenen zu intrudieren. Dadurch können die oberen Zähne extrudieren. Der Innenbogen liegt aber okklusal des Widerstandszentrums. Um die Kraft durch das Widerstandszentrum zu verlegen, muß der Außenbogen adjustiert werden. Verläuft die Zugrichtung des unteren zervikalen Headgears durch das Widerstandszentrum, wird natürlich kein Drehmoment erzeugt (Abbildung 6–8). Das bewirkt eine translationsähnliche Bewegung der unteren bukkalen Segmente in distalkaudale Richtung. Ein solcher zervikaler Headgear vermag, wie gesagt, die unteren Zähne zu „ankylosieren". „Ankylosiert" man die Zähne in einem Kiefer und verhindert gleichzeitig die kompensatorische Extrusion am anderen, so wird der Mandibularebenenwinkel kleiner. Die Mandibula rotiert nach kranial. Eine Voraussetzung dafür ist das Vermeiden extrusiver Mechaniken. Auch

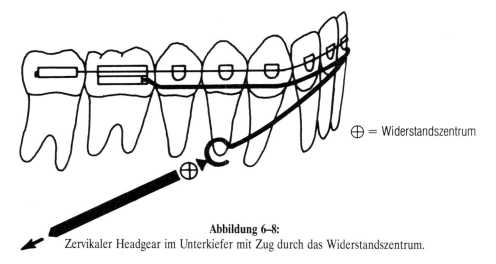

⊕ = Widerstandszentrum

Abbildung 6–8:
Zervikaler Headgear im Unterkiefer mit Zug durch das Widerstandszentrum.

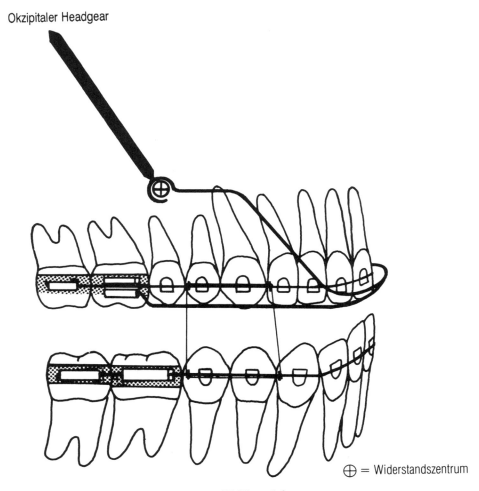

Okzipitaler Headgear

⊕ = Widerstandszentrum

Abbildung 6–9:
Parallele Extrusion des Unterkieferzahnbogens.

myofunktionelle Therapie kann hilfreich sein, um Kaudruck auf die Zähne auszuüben.

6.6
Heben der unteren Okklusionsebene

Extrusion tritt gewöhnlich ohne kieferorthopädische Intervention ein. Die unteren Zähne extrudieren aus Notwendigkeit zur Aufrechterhaltung der Okklusionsebenenneigung. Aus Björks Implantats-Studien geht hervor, daß die unteren Schneidezähne, um die Neigung der Okklusionsebene bei Wachstumsrotation im Uhrzeigersinn aufrechtzuerhalten, stärker extrudieren als die unteren Molaren. Bei Wachstumsrotation gegen den Uhrzeigersinn extrudieren die unteren Molaren wesentlich stärker als die unteren Schneidezähne.

Soll der gesamte Zahnbogen aktiv extrudiert werden, kann man den unteren Zahnbogen mittels vertikaler Gummizüge extrudieren, während gleichzeitig die Extrusion des oberen Zahnbogens durch einen High-pull-Headgear (okzipitaler Headgear wie in Abbildung 6–9) verhindert wird. Natürlich ist gute Patienten-Compliance unerläßlich.

6.7
Abflachen des Okklusionsebenen-Winkels im Unterkiefer

Verwendung findet hier ein zervikaler Headgear im Unterkiefer. Der Außenbogen ist nach kranial anguliert (Abbildung 6–10). Dadurch wird am unteren Zahnbogen ein negatives Drehmoment wirksam, wobei die Schneidezähne extrudieren, während die zweiten Molaren intrudieren.

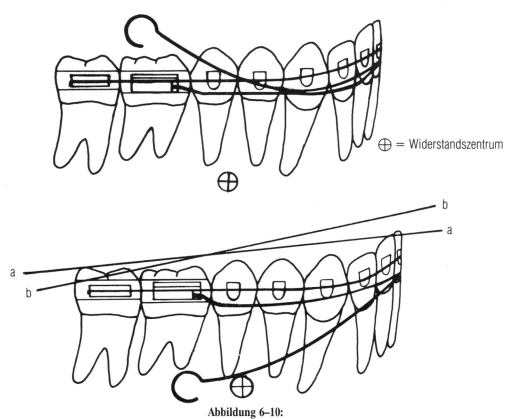

Abbildung 6–10:
Der Okklusionsebenen-Winkel wird abgeflacht. Erläuterungen zu den Teilabbildungen siehe Text.

6.8
Steilerstellen des Okklusionsebenen-Winkels im Unterkiefer

Wird die Zugrichtung des unteren zervikalen

Headgears anterior zum Widerstandszentrum gelegt, so wird durch ein positives Drehmoment eine Steilerstellung des Okklusionsebenenwin-

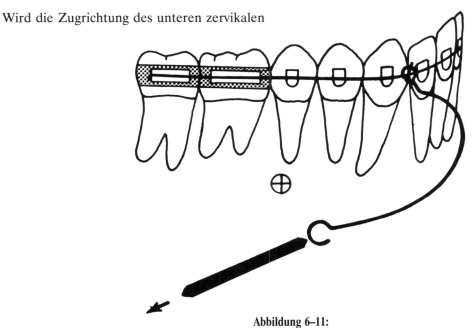

Abbildung 6–11:
Der Okklusionsebenen-Winkel wird steiler gestellt.

kels resultieren. Ein zervikaler J-Haken-Headgear bewerkstelligt diese Aufgabe (Abbildung 6–11).

6.9
Nivellierungsphase: Zusammenfassung

Einer der letzten Schritte der Nivellierungsphase ist das Einbinden eines Drahtes vom zweiten Molaren zum gegenüberliegenden zweiten Molaren. Diese vorgefertigten Drahtbögen (0,45 mm × 0,63 mm SB oder NB) konsolidieren jedes Segment als Vorbereitung auf den En-masse-Lückenschluß. Damit diese ideal eingebunden werden können, müssen die Segmente sowohl intra- als auch intersegmental korrekt ausgerichtet sein. Zu diesem Zeitpunkt sollten auch die vertikalen Fehlstellungen (Überbiß, offener Biß, stark ausgeprägte Spee-Kurve) korrigiert sein. Bei Non-Extraktionsfällen kann noch eine leichte Klasse II oder Klasse III bestehen, die jedoch gewöhnlich während der Abschlußphase derBehandlung durch Headgear oder Gummizüge korrigiert wird. Bei Extraktionsfällen imponieren nur die Extraktionslücken in jedem Zahnbogen. Sind die durchgehenden Bögen einligiert, so ist der erste Teil der Multibandbehandlung – ein schwerer! – abgeschlossen (Abbildung 6–12)

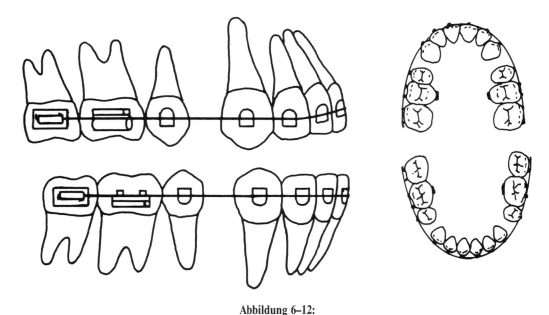

Abbildung 6–12:
Nach der Nivellierungsphase liegen im Ober- und im Unterkiefer durchgehende Bögen

Im Normalfall sind die natürlichen Okklusionsebenen zueinander parallel. In der einem kieferchirurgischen Eingriff vorausgehenden Multibandbehandlung sind die Okklusionsebenen nivelliert, können aber divergieren oder konvergieren. Abbildung 6–13 zeigt divergierende Okklusionsebenen vor einer Le-Fort-I-Osteotomie im Oberkiefer und einer sagittalen Osteotomie im Unterkiefer.

Sind die durchgehenden Bögen einligiert, dann ist
— bei Extraktionsfällen die Nivellierungsphase erfolgreich abgeschlossen, und die Zähne sind nun in drei Segmente, die jeweils einem großen vielwurzeligen Zahn entsprechen, aufgeteilt (zwei bukkale und ein anteriores Segment; ein Lingualbogen bzw. ein Palatinalbogen verbindet die bukkalen Segmente;
— in jedem Kiefer die Okklusionsebenen ideal eingestellt, und im Idealfall liegt die obere parallel zur unteren (ist das nicht der Fall, dann ist die Nivellierungsphase noch nicht abgeschlossen, es sei denn, ein chirurgischer Eingriff ist geplant);
— der Lückenschluß zu beginnen. Mit Hilfe eines simplen Mundspiegelgriffs wird dieser überwacht (Abbildung 6–14). Abbildung 6–14a zeigt eine ideal eingestellte Okklusionsebene. Bei jedem Behandlungstermin kann die ursprüngliche Okklusionsebene leicht auf eventuelle unerwünschte Veränderungen hin überprüft werden. Sollen die Segmente einer Translation unterzogen

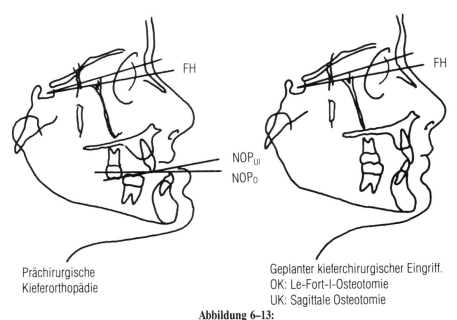

Prächirurgische
Kieferorthopädie

Geplanter kieferchirurgischer Eingriff.
OK: Le-Fort-I-Osteotomie
UK: Sagittale Osteotomie

Abbildung 6–13:
Vor einer kieferchirurgischen Intervention divergieren die natürlichen Okklusionsebenen.

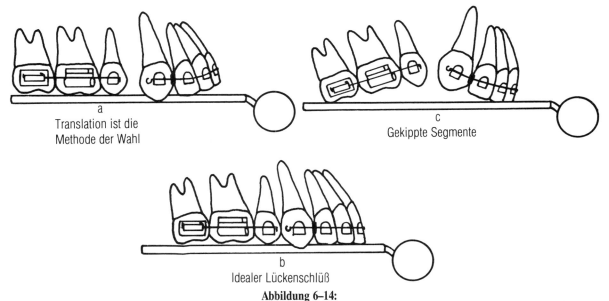

a
Translation ist die
Methode der Wahl

c
Gekippte Segmente

b
Idealer Lückenschlüß

Abbildung 6–14:
Überwachen des Lückenschlusses. Erläuterungen der Teilabbildungen siehe Text.

werden und bemerkt man bei einnem nachfolgenden Termin eine Situation wie in Abbildung 6–14b dargestellt, so ist entweder
die distale Kraft zu groß und die neutrale
Position des Loops und die Molarenbeziehung zu überprüfen; oder das Drehmoment
ist zu klein, die Retraktionsmechanik zu
entfernen und die Position des voraktivierten Alpha- und Beta-Schenkels zu überprüfen. Je eher solche Fehler entdeckt werden,
desto besser.

7
Der Lückenschluß „en masse"

Nach Abschluß der Nivellierungsphase verläuft sowohl im Ober- als auch im Unterkiefer ein durchlaufender 0,45 mm × 0,63 mm starker Drahtbogen aus Nitinol oder Stahl vom zweiten Molaren links zum rechten (s. Abbildung 6–12). Zur Vorbereitung für den En-masse-Lückenschluß wird der vorgeformte 0,45 mm × 0,63 mm Stahlbogen durchtrennt und in zwei bukkale Segmente (vom zweiten Prämolaren zum zweiten Molaren) und in ein anteriores (von Eckzahn zu Eckzahn) geteilt. Verwendet man kein Bracket mit integriertem „Washer" nach Burstone, können in dieser Sitzung Hilfsröhrchen (0,55 mm × 0,71 mm) zwischen dem zweiten Schneidezahn und dem Eckzahn für die Retraktionsmechanik angeschweißt werden. So wie in die bukkalen Segmente werden auch in das anteriore Segment unmittelbar distal des Eckzahnbrackets Haken oder Ösen eingebogen, da sie gleichzeitig als Stops dienen (Abbildung 7–1). Die bukkalen Segmente werden außerdem durch einen Palatinal- bzw. Lingualbogen verbunden.

Während die Helferin die Röhrchen an das anteriore Segment anschweißt, werden die Stabilisierungsdrähte (0,45 mm × 0,63 mm), die ja jetzt passiv in den Brackets liegen, einligiert. Nach dem Punktschweißen wird das anteriore Segment im Frontzahnbereich einligiert. Das Schließen der Extraktionslücken kann en masse

durchgeführt werden, da jedes Segment (jeder „Zahn") aus mehreren fest verblockten Zähnen besteht. Aus folgenden Gründen ist das Schließen der Extraktionslücken auf diese Art sinnvoll:

— Die Retraktion des Frontzahnsegments bedarf keiner größeren Verankerung als eine Eckzahnretraktion. (Die Kräfte können unter 300 g bleiben.)
— Die Eckzahnretraktion allein verläuft etwas schneller, aber danach müssen noch die vier Schneidezähne retrahiert werden. Die Retraktion aller sechs Zähne auf einmal spart Zeit.
— Die Mechanik für den En-masse-Lückenschluß ist meist links und rechts symmetrisch.

Ich ziehe es vor, die Röhrchen an den Draht für das anteriore Segment selbst anzuschweißen, statt Brackets mit integrierten vertikalen Röhrchen zu verwenden (Eckzahnbracket nach Burstone wie in Abbildung 7–1). Zu den in Abschnitt 3.7 angeführten Gründen kommt noch, daß der Abstand L zwischen dem Hilfsröhrchen am Molaren und dem angelöteten vertikalen Röhrchen etwas größer ist (~ 5 mm) als der Abstand zwischen dem Hilfsröhrchen und dem vertikalen Röhrchen am Eckzahn (Abbildung 7–2). Durch diesen größeren Abstand spielt ein

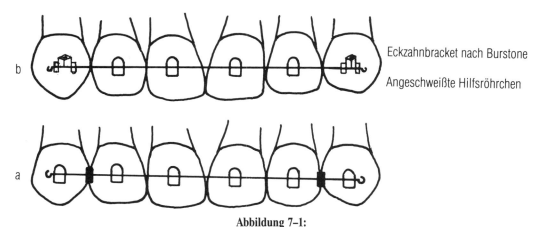

Eckzahnbracket nach Burstone

Angeschweißte Hilfsröhrchen

Abbildung 7–1:
Vertikale Hilfsröhrchen: a) am Eckzahnbracket integriert; b) an das anteriore Segment geschweißt.

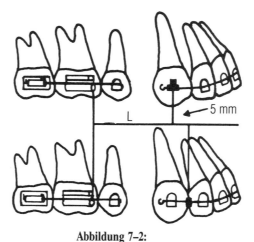

Abbildung 7–2:
Durch Anschweißen von Hilfsröhrchen verlängert sich der Abstand L.

etwaiger Fehler für die distale Aktivierung eine geringere Rolle. Mit beiden Varianten erreicht man zufriedenstellende Ergebnisse. Mit solcherart angeordneten Segmenten läßt sich der En-masse-Lückenschluß unterschiedlich durchführen durch:

— Unkontrolliertes Kippen – erfordert nur eine einzelne Kraft (wie mit einem Hawley-Retainer, einem Gummizug, einer Hilfsfeder eines Crozat-Geräts);

— Kontrolliertes Kippen – erfordert die Herstellung eines Loops, der sowohl eine Kraft als auch ein Drehmoment abgibt (kein besonderes Problem!);

— Translation – schwieriger, weil der Erfolg der Retraktion von der Erzeugung und Aufrechterhaltung des richtigen Drehmoment-zu-Kraft-Verhältnisses steht und fällt. Der Drehmoment-zu-Kraft-Quotient muß während des ganzen Lückenschlusses konstant gehalten werden. Während des Lückenschlusses erhöht sich meist der Drehmoment-zu-Kraft-Quotient, und der Loop entwickelt sich zu einer ineffizienten Wurzel-

torquefeder. Deshalb ist das Überprüfen der Winkelung der Brackets zueinander entscheidend. Sobald eine Veränderung bemerkbar wird, muß nachaktiviert werden (meist nach etwa 3 mm Lückenschluß).

Bei Kategorie-A-Verankerungsfällen ist die Kontrolle über die Verankerung entscheidend, soll das Therapieziel, die Retraktion ausschließlich des Frontsegments ohne Verankerungsverlust, erreicht werden. Dabei erfolgt der Lückenschluß am besten in zwei Phasen. Die erste Phase ist die des kontrollierten Kippens, die zweite die des Wurzeltorques (Abbildung 7–3). Wissenschaftlichen Untersuchungen nach bewirkt eine Kraft von 300 g oder auch mehr eine Mesialisierung der bukkalen Segmente. Folglich muß die auf die bukkalen Segmente wirkende Kraft unter 300 g gehalten werden, wofür sich ein Lückenschluß in zwei Phasen anbietet, weil sowohl beim kontrollierten Kippen als auch beim Wurzeltorque nur Kräfte von höchstens 300 g im Spiel sind (Abbildung 7–3).

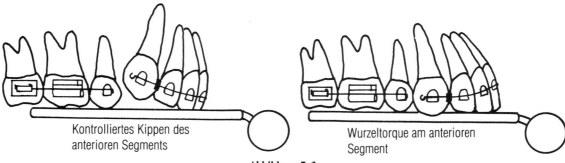

Abbildung 7–3:
Lückenschluß in zwei Phasen.

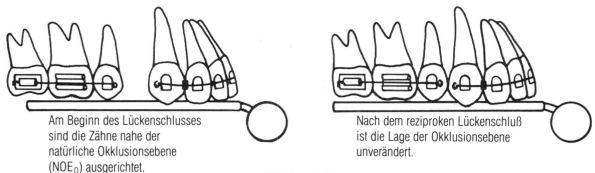

Am Beginn des Lückenschlusses
sind die Zähne nahe der
natürliche Okklusionsebene
(NOE$_0$) ausgerichtet.

Nach dem reziproken Lückenschluß
ist die Lage der Okklusionsebene
unverändert.

Abbildung 7–4:
Reziproker Lückenschluß.

In Abbildung 7–3 beachte man die Lage der Schneidekanten des anterioren Segments zur oberen natürlichen Okklusionsebene (NOE$_O$). Wie hier demonstriert, kann das mit dem Griff des Mundspiegels überprüft werden. Dieses klinische Bild sollte sich bei einem an der richtigen Stelle (Apices der Schneidezahnwurzel) erzeugten Rotationszentrum zeigen. Die Eckzähne müssen jedoch mittels intersegmentaler Rotation des anterioren Segments (wie bei der En-masse-Wurzelaufrichtung) und nicht durch intrasegmentale Eckzahnextrusion extrudiert werden. Während der zweiten Phase der En-masse-Wurzelaufrichtung, rotiert das gesamte anteriore Segment um ein sehr nahe an den Schneidekanten oder an den Brackets

des Frontsegments liegendes Rotationszentrum. In Verankerungskategorie-B-Fällen kann der Lückenschluß auf translationsähnliche Weise reziprok erfolgen. Beide Kräftesysteme (α und β) sollen gleich groß und einander entgegengesetzt sein (Abbildung 7–4).

In Kategorie-C-Verankerungsfällen ist eine Protraktion der bukkalen Segmente erforderlich. Das geschieht am besten durch hohe Kraftwerte (über 300 g), Extraktion der zweiten Prämolaren und einer Protraktion in zwei Phasen; in der ersten Phase Protraktion des bukkalen Segments (Abbildung 7–5b), kontrolliertes Kippen des bukkalen Segments, und in der zweiten Phase Aufrichten der Wurzeln (Abbildung 7–5c), Wurzeltorque.

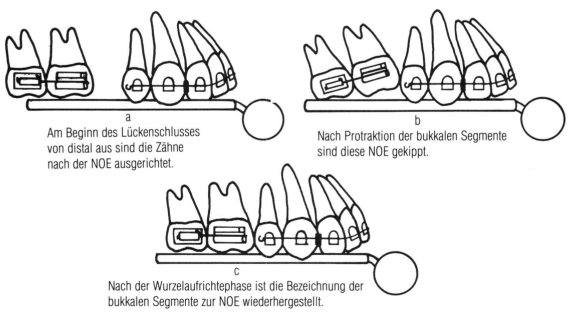

a

Am Beginn des Lückenschlusses
von distal aus sind die Zähne
nach der NOE ausgerichtet.

b

Nach Protraktion der bukkalen Segmente
sind diese NOE gekippt.

c

Nach der Wurzelaufrichtephase ist die Bezeichnung der
bukkalen Segmente zur NOE wiederhergestellt.

Abbildung 7–5:
Protraktion der bukkalen Segmente in zwei Phasen.

7.1

Lückenschluß durch den T-Loop

Für Retraktion der oben beschriebenen Art hat sich ein T-Loop aus 0,45 mm × 0,63 mm Stahl oder – noch besser – 0,43 mm × 0,63 mm TMA als brauchbar erwiesen. Durch Variieren des Drehmoment-zu-Kraft-Quotienten können die eben besprochenen Arten des En-masse-Lückenschlusses durchgeführt werden. Es scheint, daß sich die meisten Retraktionsprobleme in der Vergangenheit auf die Unfähigkeit der Loopform, ausreichend große Drehmomente an die Segmente (d. h. DM:K = zu klein) abgeben zu können, zurückführen ließen. Z. B. stellt sich bei einer Kategorie-B-Verankerungs-

situation (Abbildung 7–6a), wo die bukkalen Segmente ebenso weit nach mesial rücken müssen wie das anteriore Segment nach distal, der vollzogene Lückenschluß oft wie in Abbildung 7–6b dar. Sowohl die anterioren als auch die posterioren Segmente (auch α- bzw. β-Segmente genannt) scheinen in die Extraktionslücke gekippt zu sein (Abbildung 7–6b). Um sie aufzurichten, ist ein eigener Behandlungsschritt nötig, wobei die Segmente oft auch extrudiert werden. (Das kann, muß aber nicht zwingend Teil des Behandlungsplans sein.) Es ist offensichtlich, daß eine Translation des Frontsegments in einer Phase für die Verankerungskategorie B der ideale Lückenschluß ist (Abbildung 7–6c).

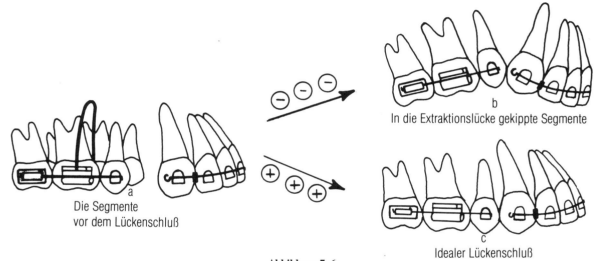

Die Segmente
vor dem Lückenschluß

In die Extraktionslücke gekippte Segmente

Idealer Lückenschluß

Abbildung 7–6:
Beispiel ungenügender Drehmomente am α- und am β-Segment.

Der T-Loop ist eine ideale Retraktionsmechanik, da sowohl die erforderliche Distalkraft als auch die Antikippdrehmomente auf die α- und β-Segmente abgegeben werden können. Gefertigt aus 0,43 mm × 0,63 mm starkem TMA-Draht, reicht er im passiven Zustand vom Hilfsröhrchen des ersten Molaren zum Vertikalröhrchen am anterioren Segment (oder zum Vertikal-Röhrchen des Burstone-Eckzahnbrakkets).

Zur Erläuterung der grundlegenden Prinzipien des T-Loops dient Abbildung 7–7. In der Mitte zwischen zwei Brackets – einem anterioren (α) und einem posterioren (β) – liegt ein einfacher Vertikal-Loop aus 0,43 mm × 0,63 mm TMA. (Dieser Vertikal-Loop dient nur der Illustration. Der T-Loop ist im Prinzip ähnlich.) Wird dieser Vertikal-Loop in mesiodistaler

Richtung aktiviert, so werden die vertikalen Schenkel auseinandergespreizt. Die horizontalen Schenkel würden in einem spitzen Winkel zur Bracketebene liegen (Abbildung 7–7b), würden sie nicht von den Brackets daran gehindert werden. Die Brackets halten die horizontalen Schenkel in ihrer ursprünglichen Ebene durch Abgabe eines Drehmoment, das jede Rotation verhindert. (Die schematisch dargestellten Kräfte wirken auf den Draht. Die auf die Brackets wirkenden Kräfte sind gleich groß und entgegengesetzt.) Es wird Aktivierungsdrehmoment genannt. Es entsteht aus der Formveränderung des Vertikal-Loops, auf den eine mesiodistale, horizontale Kraft wirkt. Jedes dieser Brackets hält einen Schenkel mit diesem Aktivierungsdrehmoment am Platz. Je größer die mesiodistale Kraft, desto größer die Defle-

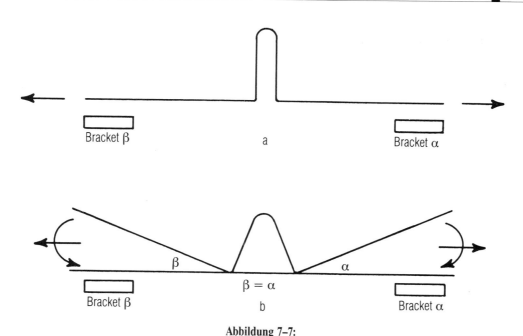

Abbildung 7–7:
Ein Vertikal-Loop in der Mitte zwischen zwei Brackets (μ-Position). (Das dargestellte Kräftesystem wirkt auf den Draht!)

xion des Loops und desto größer das resultierende Aktivierungsdrehmoment. Das Verhältnis zwischen der mesiodistalen Kraft und dem Drehmoment ist ziemlich konstant (d. h., es existiert ein ziemlich konstanter Drehmoment-zu-Kraft-Quotient). Betrachtet man andererseits den Loop als ein Deaktivierungssystem, verringert sich das Drehmoment mit jedem Millimeter Annäherung der Loopschenkel zueinander, da auch der Winkel zwischen Bracketslot und Loopschenkel kleiner wird. Cave! Es soll nicht der Eindruck erweckt werden, daß der Vertikal-Loop für diese Art Retraktion geeignet ist. Er ist es ganz und gar nicht! Er dient hier nur zu Illustrationszwecken. Die Drehmomente sind direkt proportional zur Deflexion des Drahtes, deshalb sind beide Aktivierungsdrehmomente gleich groß und entgegengesetzt. Auf diese Weise können symmetrische Kräfte und Drehmomente erzeugt werden, ein Kräftesystem, das sich gut für eine Kategorie-B-Verankerungssituation eignet, die einen reziproken Lückenschluß erfordert (Protraktion d. BS und Retraktion d. AS). Man beachte, daß der Loop in der Mitte zwischen den beiden Brackets liegt, sich also in der μ-Position befindet. In dieser Position – mit einem symmetrisch geformten Loop – werden symmetrische Kräftesysteme an jedes der beiden Brackets abgegeben.

Der Loop kann an jeder beliebigen Stelle zwischen den Brackets plaziert werden. Wird der passive Vertikal-Loop näher an eines der Brackets gelegt, z. B. ans Alpha-Bracket, und

dann mit einer Distalkraft aktiviert (Abbildung 7–8a), so wird der Drehmoment-zu-Kraft-Quotient dort größer als am Beta-Bracket sein. Um diese Tatsache zu verstehen, stellt man sich den Alpha-Schenkel im Alpha-Slot eingesetzt vor, während der Beta-Schenkel frei beweglich bleibt. Wirkt am Loop nun eine horizontal gerichtete Kraft, so werden die Schenkel gespreizt. Der Beta-Schenkel wird dabei weit hinauf gebogen (Abbildung 7–8b). Wird dieser Schenkel in das Beta-Bracket eingesetzt, so hält ihn die Kraft K_β im Bracket ($K_\beta \times d = DM_\alpha$). Wird andererseits der Beta-Schenkel ins Beta-Bracket gebracht, so bewirkt die horizontal wirkende Kraft, daß der Alpha-Schenkel oberhalb des Alpha-Brackets zu liegen kommt (Abbildung 7–8c). Einmal ins Alpha-Bracket eingesetzt, ist eine Kraft K_α erforderlich ($K_\alpha \times d = DM_\beta$), um diesen Schenkel im Bracketslot zu halten. Da d_β größer als d_α ist, ist auch DM_α größer als DM_β, und so wird am Alpha-Bracket ein größeres Aktivierungsdrehmoment erzeugt, wenn eine mesiodistale Kraft am Vertikal-Loop wirkt. Die Extrusionskraft ist gleichfalls größer. (Große Alpha-Drehmomente bewirken Extrusion.)

Verschieden große Aktivierungsdrehmomente werden durch Plazieren eines Loops näher an ein Bracket erzeugt. Das Drehmoment-zu-Kraft-Verhältnis dieses Kräftesystems ist ebenfalls ziemlich konstant, da das Drehmoment von der Größe der Deflexion des Loops (oder der mesiodistalen Kraft) abhängt; d. h.:

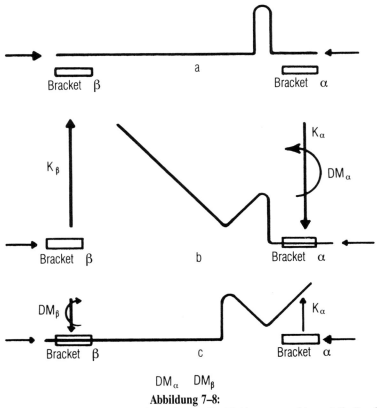

Abbildung 7–8:
Ein Vertikal-Loop in der α-Position. (Das dargestellte Kräftesystem wirkt auf die Brackets.)

Verringern der Kraft bedeutet Verringern des Drehmoments, Erhöhen der Kraft bedeutet Erhöhen des Drehmoments.

Es ist wahrscheinlich bereits erkannt worden, daß dem Vertikal-Loop gewisse Grenzen gesetzt sind, was die Abgabe eines optimalen Drehmoments und das Aufrechterhalten eines konstanten Drehmoment-zu-Kraft-Quotienten betrifft. Außerdem befindet sich der Alpha-Schenkel in der Praxis eher in einem Vertikal-Röhrchen als in einem horizontalen Slot. Aber selbst mit all diesen Einschränkungen gelten die für den Vertikal-Loop erläuterten Grundsätze auch für den T-Loop; d. h. Neutralposition, anterioposteriore Stellung, mesiodistale Aktivierung usw.

Manche Kieferorthopäden halten einen passiven, gerade durch eine Distalkraft aktivierten 0,43 mm × 0,63 mm TMA T-Loop für ein Allheilmittel zur Retraktion protrudierter Frontzähne. Er liefert ja auch einen konstanten Drehmoment-zu-Kraft-Quotienten und vielleicht auch ein ausreichendes Drehmoment für kontrolliertes Kippen. Aber um ideale Ergebnisse zu erhalten, muß die T-Loop-Form noch etwas verändert werden.

Z. B. erfolgt bei einer Klasse II/1, Kategorie-A-Verankerung, die ideale Retraktion des anterioren Segments in zwei Phasen: zuerst kontrolliertes Kippen und dann der Wurzeltorque. („Ideal" bedeutet, daß die mesiale Kraft am bukkalen Segment bei 300 g oder darunter gehalten wird.) Es wurde gezeigt, daß das durch den T-Loop aus TMA in der Alpha-Position erzeugte Aktiverungsdrehmoment ein ausreichendes Drehmoment und einen ziemlich konstanten Drehmoment-zu-Kraft-Quotienten liefert. In dieser Form ist der T-Loop ideal zum kontrollierten Kippen (erste Phase des Lückenschlusses). Wenn allerdings die TLRM in passi-

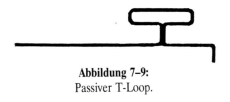

Abbildung 7–9:
Passiver T-Loop.

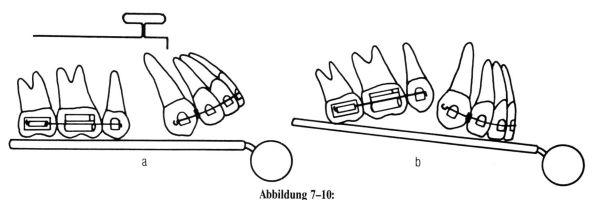

Abbildung 7–10:
Lückenschluß mittels „passiven" T-Loops. Erläuterungen der Teilabbildungen siehe Text.

vem Zustand (ohne Beta-Biegung wie in Abbildung 7–9) verwendet wird und nur die Aktivierungsdrehmomente wirksam sind, kann man folgende Auswirkungen erwarten:

— Das anteriore Segment extrudiert während des Lückenschlusses (verstärkter Überbiß).
— Die bukkalen Segmente kippen in die Extraktionslücke, rotieren bei der Protraktion.

Dadurch würde eine Spee-Kurve entstehen (Abbildung 7–10b).

Um diese Probleme zu verhindern, muß in die TLRM eine Beta-Voraktivierungsbiegung eingebogen werden. Dann ist das kontrollierte Kippen der protrudierten Frontzähne mittels

„passiven" T-Loops ideal (Abbildung 7–11).

Bleiben die Schneidekanten des anterioren Segments auf der Okklusionsebene, während der Eckzahn intrudiert, ist das ein sicheres Zeichen für eine Rotation des anterioren Segments um seine Apices (7–11b). Es ist offensichtlich, daß die Eckzähne extrudiert werden müssen. Das ist auch tatsächlich nötig, allerdings erst in einer zweiten Phase des Lückenschlusses, der Phase des Wurzeltorques. Diese wird später genau erörtert werden. Der Lückenschluß in Verankerungskategorie-A-Fällen erfolgt also in zwei Phasen: erstens, mittels eines passiven T-Loops mit Beta-Biegungen und Alpha-Akti-

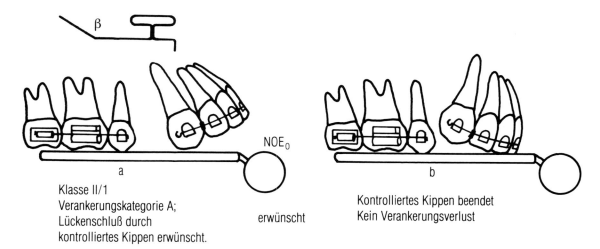

Klasse II/1
Verankerungskategorie A;
Lückenschluß durch
kontrolliertes Kippen erwünscht.

NOE_0

erwünscht

Kontrolliertes Kippen beendet
Kein Verankerungsverlust

Abbildung 7–11:
Kontrolliertes Kippen mittels voraktivierten (β-Biegung) T-Loops. Erläuterungen zu den Teilabbildungen siehe Text.

vierungsdrehmomenten und zweitens mittels einer Wurzelaufrichtefeder. Sollte ein Verankerungsverlust eintreten oder das Wachstum nicht wie vorhergesagt stattfinden, kann ein Head-

gear als letzter Rettungsanker herangezogen werden (s. Anfang Kap. 4).

Beim reziproken Lückenschluß (die eine Hälfte der Lücke wird durch Protraktion der

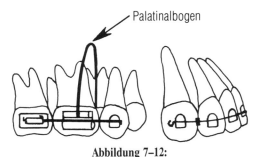

Abbildung 7–12:
Am Ende der Nivellierungsphase kann der Lückenschluß (Translation) beginnen.

bukkalen Segmente, die andere durch Protraktion des anterioren Segments geschlossen, Verankerungskategorie B) spielt die Aufrechterhaltung der Verankerung keine so große Rolle. Im Idealfall bewegen sich die beiden Segmente durch Translation genau aufeinander zu, ein anschließender Wurzeltorque ist meist nicht nötig. Wie immer ist nach Abschluß der Nivellierungsphase in den drei Segmenten ein 0,45 mm × 0,63 mm starker Draht einligiert (Abbildung 7–12).

Damit der T-Loop (0,43 mm × 0,63 mm) die für die Translation erforderlichen Drehmomente abgeben kann (10:1 ≤ DM:K ≤ 12:1), wird er mit sechs Biegungen voraktiviert (Abbildung 7–13). Daraus ergibt sich sowohl für den Alpha- als auch für den Beta-Schenkel ein Voraktivierungsdrehmoment von ca. 190 bis 200°. Die ersten zwei Biegungen werden mit dem großen Zylinder der Marcotte-Zange in den T-Loop an den Rundungen des „T" gebogen

(Abbildung 7–13). Dann wird die dritte und vierte Biegung mit dem kleinen Zylinder der Zange an der Basis des „T" eingebracht. Die Schenkel werden soweit hinaufgebogen, bis sie den „Balken" des T-Loops berühren; sie werden ein wenig zurückspringen. Dann wird mit der Aderer-Zange jeder Schenkel so gebogen, daß er die Rundung des T-Loops tatsächlich berührt. Ist der T-Loop derart „verformt" und nimmt der Alpha-Schenkel zum Vertikal-Röhrchen einen Winkel von ca. 190 bis 200° ein, ist der Loop zur Probeaktivierung bereit. Mittels zweier Zangen können sowohl eine Kraft als auch die Drehmomente auf den T-Loop wirken, so als wäre er schon in Aktion (Abbildung 7–14). Nach der Probeaktivierung sollte eine Aktivierung von etwa 180° im Alpha-Schenkel des T-Loops übrigbleiben (Abbildung 7–14d). (D. h., man muß den Alpha-Schenkel um 180° schwenken, damit er in das Vertikal-Röhrchen eingebracht werden kann.) Mit ein bißchen

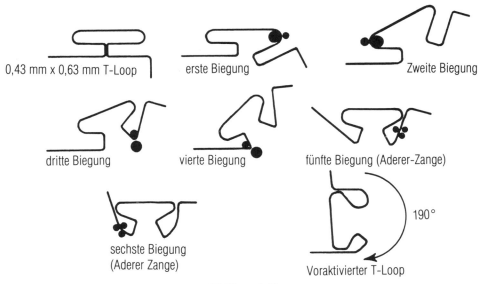

Abbildung 7–13:
In den T-Loop werden die Voraktivierungsbiegungen zur Translation eingebracht.

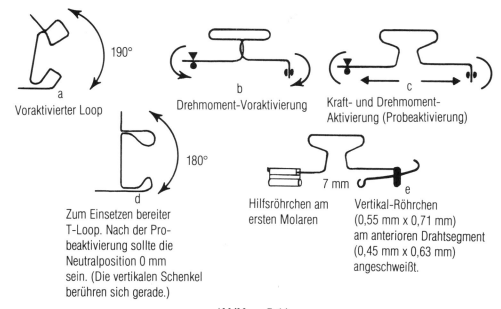

Abbildung 7–14:
Probeaktivierung eines für Translation vorbereiteten T-Loops. Erläuterungen zu den Teilabbildungen siehe Text.

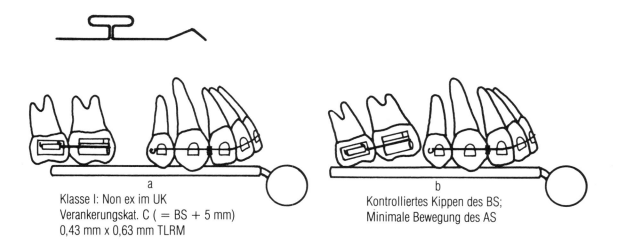

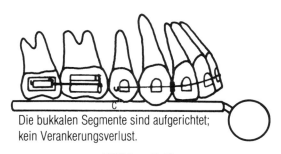

Abbildung 7–15:
T-Loop zur Protraktion der bukkalen Segmente (Verankerungskategorie C). Erläuterungen zu den Teilabbildungen siehe Text.

Übung und durch etwas Überbiegen des Drahtes kann man regelmäßige Voraktivierungsdrehmomente von 190 bis 200° herstellen. Es kommt allerdings für das Funktionieren des T-Loops auf die nach der Probeaktivierung verbleibenden 180° an. Nach einer Probeaktivierung sollte die Neutralposition der vertikalen Schenkel des T-Loops 0 mm betragen (die Schenkel sollten einander berühren). Diese Loopform benötigt für eine distale Kraft von etwa 350 g eine Aktivierung von 7 mm (7 mm zwischen den vertikalen Schenkeln). Nach Einsetzen und Aktivieren des Loops um 7 mm in horizontaler Richtung (durch Einführen in das Hilfsröhrchen des ersten Molaren und distales Umbiegen des Drahtendes) wird nach 4 bis 5 Wochen der Abstand zwischen den Segmenten gemessen. Gewöhnlich schließt sich in dieser Zeit die Extraktionslücke um 1,0 bis 1,5 mm. Das erkennt man auch am Abstand zwischen den vertikalen Schenkeln des T-Loops. Dieser sollte nach halbem Lückenschluß wieder auf 7 mm nachaktiviert werden.

Bei Verankerungskategorie-A-Fällen wird der Loop in der Nähe desjenigen Segments plaziert, das in die Extraktionslücke bewegt werden soll (anteriores Segment). Dasselbe gilt für Kategorie-C-Verankerungssituationen: analog dem Vorhergesagten muß der Loop deshalb möglichst nahe am posterioren Segment plaziert werden, damit die Aktivierungsdrehmomente ausgenützt werden können (Abbildung 7–15). Ohne zusätzliche Alpha-Aktivierung wird das anteriore Segment „kippen", wie es das bukkale Segment in Abbildung 7–10b getan hat. Folglich wird ein zusätzliches Alpha-Drehmoment durch Einbiegen einer anterioren Voraktivierungsbiegung erzeugt, und das posteriore Aktivierungsdrehmoment reicht nun aus, um das bukkale Segment kontrolliert nach mesial zu kippen (Rotationszentrum an oder nahe an den Apices). Natürlich muß der Vorgang sorgfältig überwacht werden. Zeigt sich, daß die bukkalen Segmente nicht, wie erwartet, nach mesial kippen, kann das Drehmoment im T-Loop verstärkt werden. Das sollte jedoch möglichst sparsam angewendet werden, da das Ziel eine Protraktion ist, was durch das Antikippdrehmoment erschwert wird. Ebenso kann bei Distalbewegung oder Kippen des anterioren Segments eine zusätzliche Voraktivierungsbiegung für das Alpha-Drehmoment indiziert sein.

8
Die Kontrolle während des Lückenschlusses

Der Lückenschluß sollte bei jedem Behandlungstermin überprüft werden. Das Augenmerk richtet sich dabei auf Veränderungen der Extraktionslücke (der Abstand der Segmente sollte mit einem Stechzirkel gemessen und in die Patientenkartei eingetragen werden), Veränderungen der Okklusionsebene (Mundspiegelgriff), die Winkelung der Brackets zueinander, die anterioposteriore Stellung der Verankerungseinheit, den Overjet usw. In den folgenden Beispielen ist A der Zustand vor dem Lückenschluß, B drei bis vier Behandlungstermine später (nach 3 bis 4 Monaten) und C der Zustand nach Schließen der Extraktionslücke.

8.1
Extraktion in nur einem Kiefer

8.1.1
Translation auf ideale Weise
Abbildung 8–1a (Beginn des Lückenschlusses)
Verankerung: Kategorie A (perfekte Mitarbeit des Patienten beim Tragen des Headgears wird vorausgesetzt; die Translation des anterioren Segments wird komplikationslos sein; bei fehlender Patienten-Kooperation empfiehlt sich die Retraktion in zwei Phasen.)
Extraktion: Oberkiefer, erste Prämolaren
Extraktionslücke: 7 mm
Overjet: 5 mm
Molarenbeziehung: 5 mm Klasse II (Man achte auf die bukkale Höckerspitze des zweiten Prämolaren.)
Headgear: Kombinations-Headgear, „26" Stunden/Tag
Retraktionsmechanik: TLRM, in µ-Position mit 7 mm Distal-Aktivierung, 180° Drehmoment Voraktivierung (nach Probeaktivierung, Abbildung 7–14d)

Abbildung 8–1b (etwa drei Termine später)
Verankerung: Kategorie A
Extraktionslücke: 3 mm
Overjet: 3 mm
Molarenbeziehung: 5 mm Klasse II (Man achte auf die bukkale Höckerspitze des 2. Prämolaren.)
Headgear: Kombinations-Headgear; „26" Stunden/Tag

Retraktionsmechanik: reaktivieren (distale Aktivierung auf ursprüngliche 7 mm)

Abbildung 8–1c (etwa drei Termine nach b)
Verankerung: Kategorie A
Extraktionslücke: 0 mm
Overjet: 0 mm
Molarenbeziehung: 5 mm Klasse II (Man achte auf die Höckerspitze des 2. Prämolaren.)
Headgear: Absetzen

8.1.2
Die übliche Translation
Abbildung 8–2a (Beginn des Lückenschlusses)
Verankerung: Kategorie A (perfekte Mitarbeit des Patienten beim Tragen des Headgears wird vorausgesetzt; es wird eine komplikationslose Translation des anterioren Segments erwartet.)
Extraktion: Oberkiefer, erste Prämolaren
Extraktionslücke: 7 mm
Overjet: 5 mm
Molarenbeziehung: 5 mm Klasse II
Headgear: Kombinations-Headgear 1/1 (okzipitozervikal); „26" Stunden/Tag
Retraktionsmechanik: TLRM, in µ-Position mit 7 mm Distal-Aktivierung; 180° Drehmoment Voraktivierung (nach Probeaktivierung, Abbildung 7–14d)

Abbildung 8–2b (etwa drei Termine später)
Verankerung: Kategorie A
Extraktionslücke: 3 mm
Overjet: 4 mm
Molarenbeziehung: 7 mm Klasse II (Man beachte den bukkalen Höcker des 2. Prämolaren.)
Headgear: Kombinations-Headgear; „26" Stunden/Tag. Der Patient gibt auf eindringliches Fragen an, er trage den Headgear die ganze Zeit . . ., die ganze Zeit während des Erledigens der Hausaufgaben.
Problem: Mangelnde Patienten-Compliance und ungenügendes Beta-Drehmoment (Verformung des Loops während des Einsetzens links und rechts)
Maßnahme: Retraktion stoppen; Zervikal- zu Okzipitalzug auf 2:1 verändern, um die Klasse II (5 mm) im Molarenbereich wiederherzustellen (2 mm Distalbewegung) und die bukkalen Segmente auf die natürliche Okklusionsebene

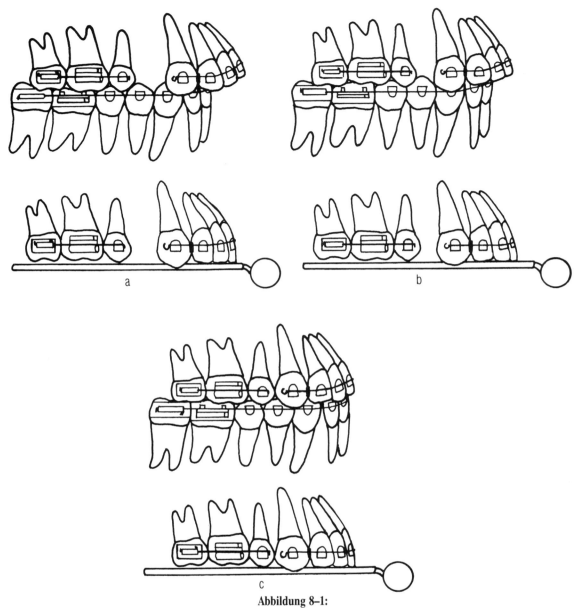

Abbildung 8–1:
Überwachung des Lückenschlusses (Translation). Erläuterungen der Teilabbildungen siehe Text.

zu bringen. Die Biegung für die Beta-Drehmomentvoraktivierung wiederherstellen.

Abbildung 8–2c (etwa drei Termine nach b)
Verankerung: Gruppe A
Extraktionslücke: 5 mm
Overjet: 4 mm
Molarenbeziehung: 5 mm Klasse II (Man beachte die bukkale Höckerspitze des 2. Prämolaren.)
Headgearzug: wieder auf 1/1 (okzipital zu zervikal) zurückstellen; „26" Stunden/Tag.
Retraktionsmechanik: Beta-Voraktivierung verstärken (45°) und auf 7 mm distal aktivieren.

8.2
Translation bei Verankerungskategorie-B-Fällen

8.2.1
Problemloser Verlauf
Abbildung 8–3a (Beginn des Lückenschlusses)
Verankerung: Kategorie B
Extraktionslücke: 7 mm
Overjet: 4 mm
Molarenbeziehung: 3 mm Klasse II (Man beachte die bukkale Höckerspitze des 2. Prämolaren.)
Headgear: nicht indiziert
Retraktionsmechanik: TLRM, in µ-Position mit

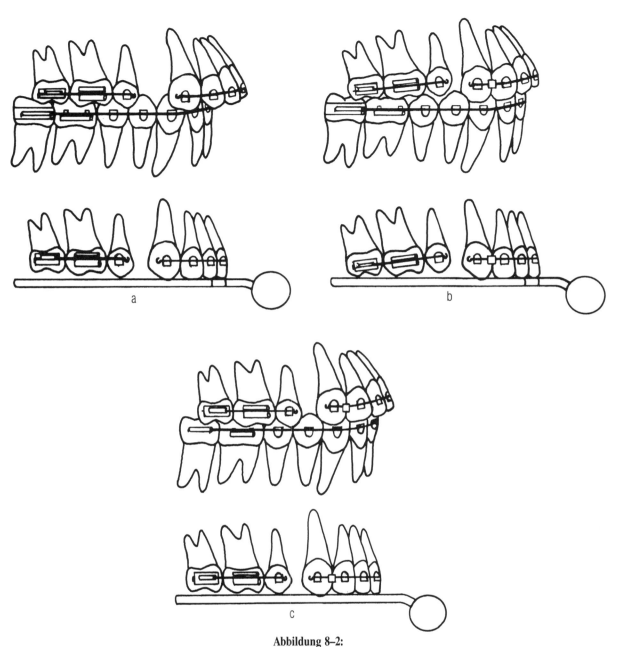

Abbildung 8–2:
Überwachung des Lückenschlusses. Erläuterungen der Teilabbildungen siehe Text.

7 mm Distalaktivierung und den typischen sechs Biegungen (180°; wie in Abbildung 7–14d)

Abbildung 8–3b (etwa vier Termine später)
Verankerung: Kategorie B
Extraktionslücke: 4 mm; Man beachte die ideale Position der bukkalen Segmente (keine Rotation, ca. 1,5 mm Mesialwanderung der bukkalen Segmente).
Molarenbeziehung: 4 mm Klasse II (Man beachte die bukkale Höckerspitze des 2. Prämolaren.)

Headgear: nicht indiziert
Der reziproke Lückenschluß verläuft normal.
Maßnahme: TLRM nachaktivieren

Abbildung 8–3c (etwa vier Termine nach b)
Verankerung: Kategorie A
Extraktionslücke: 0 mm
Overjet: 0 mm
Molarenbeziehung: 5 mm Klasse II (Man beachte die bukkale Höckerspitze des 2. Prämolaren.)

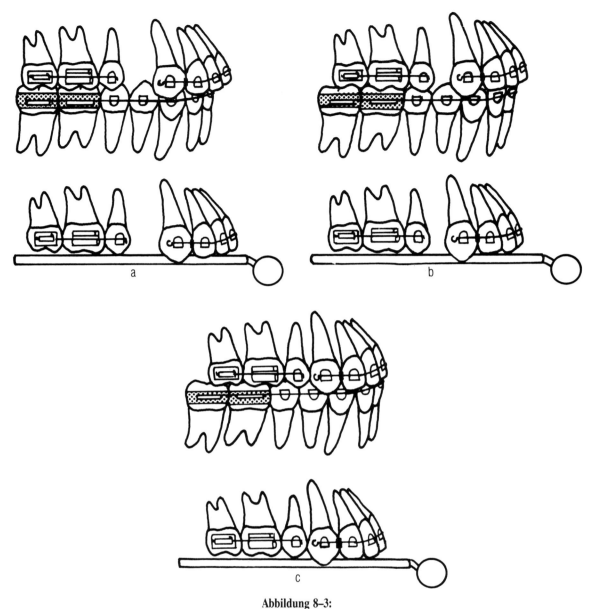

Abbildung 8–3:
Problemloser reziproker Lückenschluß bei einer Verankerungskategorie-B-Situation.

8.2.2
Häufigstes Problem bei Kategorie-B-Verankerungssituationen

Kippen der bukkalen Segmente (Abbildung 8–4b). Der Drehmoment-zu-Kraft-Quotient ist für die Translation zu niedrig (meist ungenügende Drehmomentvoraktivierungsbiegung). Den Loop entfernen und seine Neutralposition überprüfen. Sie sollte Null sein, ist aber wahrscheinlich ca. +2 oder +3 (2 oder 3 mm Abstand zwischen den vertikalen Schenkeln bei angelegten Alpha- und Beta-Drehmomenten) (Abbildung 8–4 c und d).

Gegenmaßnahmen: Alpha- und Beta-Schenkel auf die normalen 95 bis 100° Alpha- bzw. Beta-Biegungen voraktivieren und die Neutralposition nach der Probeaktivierung überprüfen, sie sollte 0 mm betragen.

8.3
Lückenschluß bei Kategorie-C-Verankerung

Bei Kategorie-C-Verankerungssituationen ist eine Protraktion der bukkalen Segmente erwünscht, es werden die zweiten Prämolaren extrahiert. Acht Zähne des anterioren Segments werden nun gegen vier Molaren „ausgespielt".

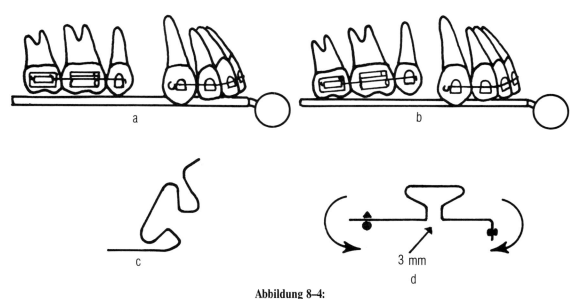

Abbildung 8–4:
Kippen des bukkalen Segments bei einer Verankerungskategorie-B-Situation. Erläuterungen der Teilabbildungen siehe Text.

Die Beta-Position des T-Loops und die Alpha-Voraktivierungsbiegung unterstützen ebenfalls die Protraktion der bukkalen Segmente und die Beibehaltung der anterioposterioren Lage des anterioren Segments. Beobachtet man eine Tendenz zur Kantbißstellung im Frontzahnbereich, werden Klasse-III-Gummizüge verwendet und die Alpha-Voraktivierungsbiegung verstärkt.

Abbildung 8–5a (Beginn des Lückenschlusses)
Verankerung: Kategorie C
Extraktionslücke: 5 mm
Overjet: 0 mm
Molarenbeziehung: 1 mm Klasse II
Headgear: nicht indiziert
Extraktion: oberen zweiten Prämolaren
Retraktionsmechanik: T-Loop (0,43 mm × 0,63 mm) in Beta-Position mit Alpha-Voraktivierungsbiegung (Abbildung 7–15a)

Abbildung 8–5b (2 bis 3 Monate nach a)
Verankerung: Kategorie C
Extraktionslücke: 3 mm
Overjet: 0 mm
Molarenbeziehung: 3 mm Klasse II
Retraktionsmechanik: bei diesem Behandlungstermin wird sie noch nicht nachaktiviert, vielleicht beim nächsten Mal.

Abbildung 8–5c (2 bis 3 Monate nach b)
Extraktionslücke: 0 mm
Overjet: 0 mm
Molarenbeziehung: 6 mm Klasse II
Retraktionsmechanik: wird ebenfalls entfernt, ein starker Ligaturdraht zwischen dem bukkalen Segment und der Öse am anterioren Segment zum Aufrichten des bukkalen Segments angebracht.

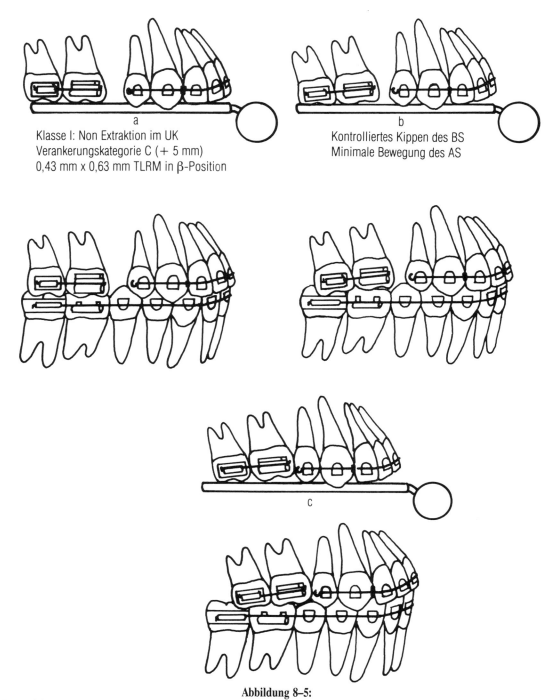

Klasse I: Non Extraktion im UK
Verankerungskategorie C (+ 5 mm)
0,43 mm x 0,63 mm TLRM in β-Position

Kontrolliertes Kippen des BS
Minimale Bewegung des AS

Abbildung 8–5:
Protraktion des bukkalen Segments bei einer Verankerungskategorie-C-Situation. Erläuterungen der Teilabbildungen siehe Text.

9
Der Wurzeltorque

In den meisten Fällen stellt der Wurzeltorque oder die Wurzelaufrichtung die zweite Phase des Lückenschlusses bei Kategorie-A-Verankerungssituationen dar. Dabei wird die auf die bukkalen Segmente wirkende mesiale Kraft unter 300 g gehalten. Ähnliche Kräftesysteme werden in der zweiten Phase bei der Protraktion bukkaler Segmente zum Aufrichten der gekippten Wurzeln verwendet. Nach erfolgreichem Abschluß des kontrollierten Kippens des anterioren Segments (erste Phase) sollten sich die Eckzähne kranial der natürlichen Okklusionsebene befinden (Abbildung 9–1). Läßt man ein positives Drehmoment auf das anteriore Segment wirken, bewegen sich die Wurzeln nach distal, die Krone aber nach mesial. Um das zu verhindern, wird ein doppelter (0,25 mm) oder ein einfacher stärkerer (0,30–0,35 mm) Ligaturdraht durch die Ösen des anterioren und des bukkalen Segments gelegt. Rotieren nun diese Segmente unter dem Einfluß des Drehmoments, wirkt eine punktförmige Restriktivkraft. Diese starke Ligatur („Tie back") bewirkt außerdem, daß das Rotationszentrum an oder nahe an den Brackets der Schneidezähne liegt. Die Pfeile in Abbildung 9–1c zeigen die erwünschte Bewegung der Segmente. Für einen typischen Wurzeltorque en masse ist ein 0,45 mm × 0,63 mm Stahldraht wie in der Konfiguration von Abbildung 9–2, die auch das praktische Vorgehen zeigt, völlig ausreichend.

Ein einfaches Gleichgewichtsdiagramm zeigt auch, daß nach erfolgreichem kontrolliertem Kippen (Rotationszentrum an den Apices der Schneidezähne) gleich große, entgegengesetzt gerichtete Kräftepaare nicht zielführend sind. Wirken nämlich zwei gleich große, entgegengesetzt gerichtete Drehmomente, so rotieren

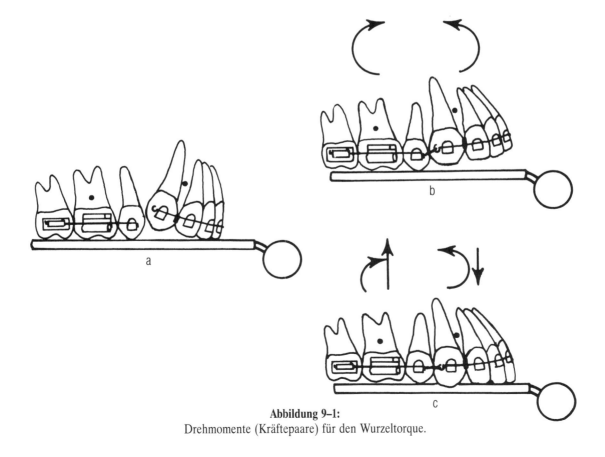

Abbildung 9–1:
Drehmomente (Kräftepaare) für den Wurzeltorque.

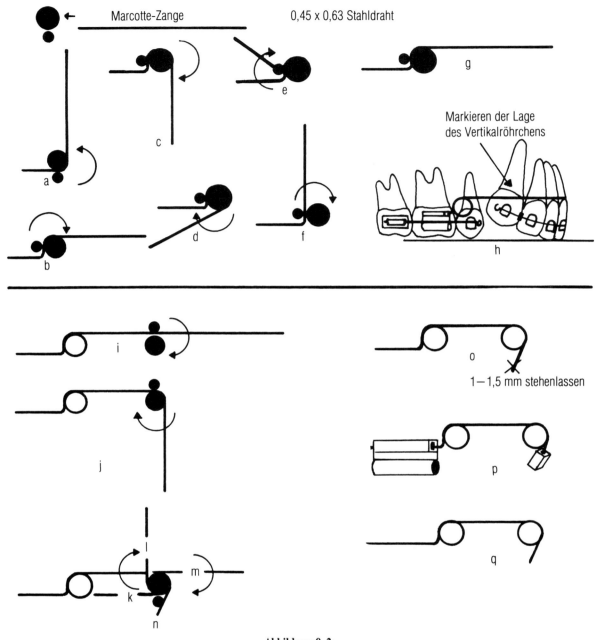

Abbildung 9–2:
Herstellen einer Wurzelaufrichterfeder aus Stahldraht (0,45 mm × 0,63 mm). Erläuterungen der Teilabbildungen siehe Text.

die Segmente um ihre Rotationszentren, und es entsteht eine Stufenbeziehung zwischen dem anterioren und dem bukkalen Segment (Abbildung 9–2b). Das für das anteriore Segment nötige Rotationszentrum liegt näher an den Schneidekanten der Zähne oder im Bracketniveau (Abbildung 9–1c). Um dieses Rotationszentrum zu erzeugen, sollte das Alpha-Drehmoment der Wurzelaufrichtefeder größer als das Beta-Drehmoment sein. (Je größer Alpha, um

so stärker die Extrusion.) Das Beispiel in Abbildung 9–3 zeigt die Alpha-Aktivierung mit 45°, die Beta-Aktivierung mit 10° und das entsprechende Gleichgewichtsdiagramm. Zur Voraktivierung der Wurzelaufrichtefeder wird der anteriore Anteil (hier der Alpha-Schenkel) wie in Abbildung 9–3d um den großen Zylinder der Marcotte-Zange aufwärtsgebogen. Das ergibt einen größeren Biegungsradius und macht die Feder widerstandsfähiger gegen Deformierung.

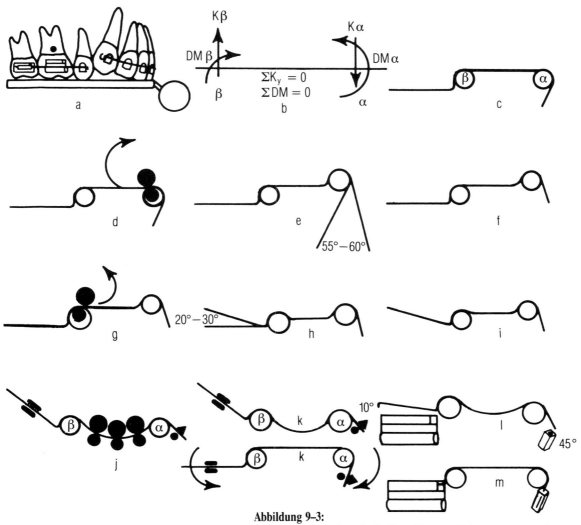

Abbildung 9–3:
Die Alpha-Voraktivierungsbiegung in der Wurzeltorquefeder ist größer als die Beta-Biegung. Erläuterungen zu den Teilabbildungen im Text.

Im Alpha-Schenkel soll eine Voraktivierung von 45° erreicht werden, und deshalb wird die Helix vorerst 10 bis 15° überbogen (Abbildung 9–3e, f). Ebenso wird das gegenüberliegende Ende der Feder um 20 bis 30° überbogen, um 10° Voraktivierung zu erhalten (Abbildung 9–3h, i). Wieder werden mit dem großen Zylinder der Zange die Antikrümmungsbiegungen ins Längsstück der Wurzelaufrichtefeder eingebracht (Abbildung 9–3j). Diese tragen dazu bei, daß die Wurzelaufrichtefeder im aktiven Zustand (beim Wirken beider Drehmomente) ihre ursprüngliche Form beibehält. (Der horizontale Teil der Feder bleibt gerade; Abbildung 9–3k, k[1].) Der aktive Zustand wird durch die Probeaktivierung simuliert. Danach zeigt sich, wieviel an Aktivierung in der Feder nach dem Einsetzen in die Segmente wirklich übrigbleibt (Abbil-

dung 3–9l). Dabei wird auch die Gefahr einer permanenten Verformung der Feder gering gehalten, da der P_{Max} im Spannungs-Dehnungsdiagramm nach oben verschoben wird. Ist die Wurzelaufrichtefeder schließlich in situ, wird sie mit einer Ligatur, die vom anterioren Segment durch die Alpha-Helix geführt wird, gesichert (Abbildung 9–3m).

Die starke Ligatur („Tie back") zwischen den Ösen der anterioren und bukkalen Segmente verhindert die Mesialwanderung der Kronen. Die dabei wirkende Kraft verlagert das Rotationszentrum auf das Bracketniveau. Eine derartige Mechanik läßt eine leichte Protrusion zu, aber das hilft nur dem Eckzahn beim Einnehmen seiner richtigen Stellung (Abbildung 9–3a). Für jeden Quadranten werden Wurzelaufrichtefedern auf dieselbe Art und Weise hergestellt. Diese 45° Aktivierung am anterioren Segment erzeugt ein Drehmoment von ungefähr +2 500 bis 3 000 g-mm (palatinaler Wurzeltorque, labialer Kronentorque).

Bei einem Abstand von ca. 10–12 mm zwischen Widerstandszentrum und Wirkebene der Distalkraft (Ebene liegt auf der Öse) läßt sich die mesiale Kraft an den bukkalen Segmenten bei oder unter 300 g halten. Das hilft, die Tendenz zum Verankerungsverlust zu verhindern, und so ist diese Mechanik eine wirksame Methode für die zweite Phase des Lückenschlusses bei Fällen von Kategorie-A-Verankerungssituationen. Diese auf die bukkalen Segmente wirkende mesiale Kraft stammt von der starken Ligatur zwischen den Ösen beider Segmente. Manchen scheint es fragwürdig, ob diese Ligatur in der Lage ist, den richtigen Drehmoment-zu-Kraft-Quotienten zu erzeugen. Sie erzwingt ein Rotationszentrum im Bracketniveau, und die distale Kraft wird unabhängig vom angewandten Drehmoment stimmen. Bricht einmal die Ligatur (was manchmal vorkommt), so passiert folgendes: Erstens öffnet sich die Extraktionslücke wieder, und man steht erneut am Anfang (oder es ist noch schlimmer!). Zweitens wirkt der Patient extrem frustriert. Man kann nun (1) die Ligatur erneuern und die Wurzelaufrichtung beenden, wobei anschließend die

Retraktionsmechanik noch einmal für den endgültigen Lückenschluß mittels Translation verwendet werden muß. Oder es muß (2) die Translationsmechanik wieder eingesetzt und die Wurzeln – geschützt durch eine Ligatur – nach erfolgtem Lückenschluß neuerlich aufgerichtet werden. Mit Beendigung der zweiten Phase des Lückenschlusses beginnt der letzte Teil der Behandlung.

Der Begriff „Wurzelaufrichtefeder" ist zu eng gefaßt und wird den verschiedenen Möglichkeiten dieser Feder nicht gerecht. Sie kann zur Nivellierung einer stark ausgeprägten Spee-Kurve eingesetzt werden oder gekippte Zähne und bukkale Segmente aufrichten, anteriore Segmente extrudieren und eine ganze Reihe anderer Probleme lösen. Sie findet überall dort Anwendung, wo zwei entgegengesetzt gerichtete vertikale Kräfte (extrusiv und intrusiv) benötigt werden. Ein frühzeitiger Verlust des unteren zweiten Prämolaren rechts hat zum Beispiel (Abbildung 9–4) zu einem Kippen des ersten und zweiten Molaren geführt. Man könnte meinen, ein einfacher Hebel wäre zum Aufrichten der Molaren (Abbildung 9–4a) die geeignete Mechanik. Wird er tatsächlich verwendet, so wird das an den Molaren angreifende Drehmoment von einer extrusiven Kraft begleitet (entsprechendes Kräftesystem in Abbildung 9–4b).

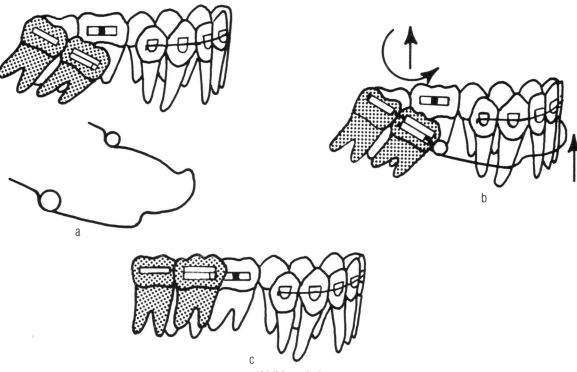

Abbildung 9–4:
Hebelarmmechanik zum Aufrichten gekippter Molaren. Erläuterungen der Teilabbildungen siehe Text.

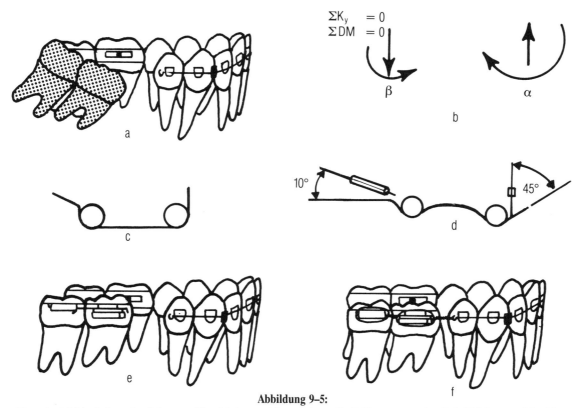

Abbildung 9–5:
Wurzelaufrichterfeder mit stärkerer α-Voraktivierungsbiegung (α > β). Erläuterungen der Teilabbildungen siehe Text.

Liegt der Bogen im voraktivierten Zustand in der Umschlagfalte und wird durch Einbinden in das große, anteriore Segment (vom ersten Prämolaren rechts bis zum zweiten Molaren links) aktiviert, so wirkt auf die beiden Molaren nicht nur ein negatives Drehmoment, sondern auch eine entsprechende extrusive Kraft. Die Wirkung dieser Hebelmechanik zeigt folgendes Bild: die Extraktionslücke wird größer (ob erwünscht oder unerwünscht – es passiert auf jeden Fall), und das bukkale Segment wird in Supraokklusion gebracht (Abbildung 9–4c). Das zieht allerdings einen Rattenschwanz an Problemen nach sich (Vorkontakte und garantiert auch Kiefergelenksbeschwerden). Die beiden Molaren sollen aufgerichtet werden. Intrusion und ein Mesialwandern, aber ohne begleitende Extrusion, sind erwünscht.

In solchen Fällen ist eine Wurzelaufrichtefeder mit entgegengesetzt gerichteten, ungleich großen Drehmomenten die Mechanik der Wahl. Diese Drehmomente bewirken zwei gleich große, entgegengesetzt gerichtete vertikale Kräfte (eine extrusiv, die andere intrusiv) (Abbildung 9–5b). Die passive Wurzelaufrichtefeder (0,45 mm × 0,63 mm) (Abbildung 9–5c) wird durch eine Biegung von 45° für das Alpha-

Drehmoment und einer Biegung von 10° für das Beta-Moment (Abbildung 9–5d) voraktiviert. Das Gleichgewichtsdiagramm (Abbildung 9–5b) zeigt das gewünschte Kräftesystem. Wird die Feder in die nicht miteinander verbundenen Segmente eingesetzt, richten sich die Molaren auf (distaler Kronentorque; mesialer Wurzeltorque) und die Extraktionslücke vergrößert sich (Abbildung 9–5e). Sind hingegen beide Segmente durch eine starke Ligatur verbunden, so bewegt sich das distale Segment um ein Rotationszentrum in Bracketniveau (Wurzelbewegung nach mesial, Abbildung 9–5f), und eine kleinere Intermediärlücke stellt sich ein. Deswegen ist die zweite Methode für eine später geplante Brückenversorgung wegen der geringeren Spannweite günstiger. Natürlich bekommt das anteriore Segment (vom unteren rechten ersten Prämolaren zum linken zweiten Molaren) das positive Alpha-Drehmoment „zu spüren". Die Korrektur der beiden rechten Molaren wird aber bei einem solch großen Segment mit Sicherheit eher als ein erwähnenswerter Wurzeltorque des anterioren Segments erfolgen. Sind die Segmente wie in Abbildung 9–5f ligiert, kann man eine geringfügige Bewegung des anterioren Segmentes nach rechts und nach distal

erwarten. Die Ursache dafür ist die distal gerichtete Kraft der starken Ligatur. Ist diese Bewegung beträchtlich, so kommt es zu einer Mit-
tellinienverschiebung in dieser Richtung. Man
befindet sich jetzt wieder im „Reich" der unerwünschten Zahnbewegungen und Gegenmaßnahmen müssen getroffen werden. Die Verwendung von Klasse-II-Gummizügen rechts in diesem Beispiel stellt eine solche dar.

10
Abschlußphase

Nach Abschluß der intersegmentalen Bewegungen sind die Lücken geschlossen. Die Segmente sind miteinander verbunden. In meiner Praxis benützen wir vorzugsweise einen durchgehenden Draht vom zweiten Molaren rechts zum zweiten Molaren links in jedem Kiefer. Ich persönlich habe mich für 0,43 mm × 0,63 mm Orthoform-Bögen aus Stahl von Unitek als Draht für die Schlußphase entschieden. Während der ganzen Behandlung wurde diese Bogenform beibehalten (von den ersten 0,45 mm Nitinolbögen bis zu den 0,45 mm × 0,63 mm Nitinolbögen und nun, zum Behandlungsschluß, den 0,45 mm × 0,63 mm durchlaufenden Stahlbogen). Wenn diese Bögen eingesetzt werden können, stehen die Zähne schon ziemlich gut, so daß Abdrücke für einen Positioner gemacht werden können (die Bänder und Brackets sind dabei noch nicht entfernt). Man macht also vor dem Einsetzen des durchgehenden Bogens Abdrücke für einen Positioner und schickt ihn an das Labor. Bis er geliefert wird, sind die Idealbögen einligiert, und kleine Korrekturen können noch vorgenommen werden. Mit den heute verfügbaren Brackets geht die Schlußphase der Behandlung sicherlich viel problemloser, schneller und wahrscheinlich besser als früher vonstatten. Aber auch wenn dieser Straightwire-Bracket-Typ zur Verfügung steht, können noch immer die Zähne des Patienten in Größe und Form aus dem gegebenen Rahmen fallen. Dann muß der Bogen für die seitlichen Schneidezähne oder für die zweiten Prämolaren vielleicht individuell angepaßt werden. Diese Bögen werden meist distal des Molarenbogens umgebogen („Cinching"), um das Entstehen von Lücken zu verhindern. Manchmal müssen Haken für Klasse-II-oder III-Gummizüge an den Bogen angebracht werden. Durch Verwendung dieser Gummizüge erreicht man eine bessere Interkuspidation.

Der Positioner wird für die letzten Feinkorrekturen verwendet. Einige Sitzungen vor dem Bandabnahmetermin wird im Gespräch mit dem Patienten der Positioner als letztes Behandlungsmittel „ins Spiel" gebracht, das der Patient nach dem Entfernen der Zahnspangen zwei Wochen lang ständig tragen muß und das seine Zähne perfekt und viel besser als die fixe Zahnspange ausrichten wird. Wird der Positioner immer wieder erwähnt und kann der Patient seine Anwendung ausreichend bei anderen Patienten beobachten, wird er gut angenommen. Schließlich ist er auch das letzte Behandlungsgerät.

Über die Herstellung des Positioners in gnathologisch montierten Gipsmodellen wurde viel diskutiert. Manche Behandler schicken Gesichtsbögen zusammen mit den Gipsmodellen der Patienten ans Labor. Auf schädelbezüglichen Artikulatoren, die eine richtige Kondylarbahnneigung, Bennetwinkel usw. aufweisen, wird der Positioner dann hergestellt. Diese Positioner sind sicher sehr gut, aber auch sehr teuer. In meiner Praxis werden die Abdrücke mit einem Wachsbiß an das Labor geschickt. Dort werden die Brackets abgeschliffen und die Zähne ideal aufgestellt, wobei ein teiladjustierbarer Artikulator mit Normwerten für die Kondylarbahnneigung, Bennetwinkel usw. verwendet wird. Beide Arten der Positionerherstellung haben sich bewährt. Ist wie bei mir die Eckzahnführung eines der Behandlungsziele, muß der Eckzahn vor der Bandabnahme richtig eingestellt werden, da der Positioner das nicht bewerkstelligen kann. Ein schlechtes Behandlungsergebnis kann nicht in einen „1A-Fall" umgewandelt werden. Dann wird die Schuld oft entweder dem Positioner selbst oder seiner unterbliebenen Anwendung gegeben. Nach der Bandabnahme und der Entfernung der Brackets werden die Zähne gereinigt und poliert. Der Gebrauch des Positioners (Wo ist „oben"? Wo ist „unten"?) wird erklärt. Der Patient soll ihn „26 Stunden/Tag" tragen, und er weiß, was damit gemeint ist: in den nächsten 2 Wochen so lange und so oft wie nur irgend möglich. Dabei soll der Patient aktiv in den Positioner einbeißen. Der Patient sieht die Modelle mit dem Set up für den Positioner. Er weiß, daß die Zähne nach der Bandabnahme locker sind, und daß durch das Einbeißen in dieses Gerät eine perfekte Okklusion erreicht wird.
Es wird zum Ende der Multibandbehandlung gratuliert und ein neuer Termin (2 Wochen später) vereinbart. Dann erfolgt die Schlußdokumentation.

Nach zwei Wochen wird am Patienten normalerweise folgender Befund erhoben:
— Eine gesunde Gingiva; etwaige entzündliche Veränderungen sind abgeklungen.
— Interkuspidation mit Tripodismen.
— Eine Eckzahn-geführte Okklusion.

— Je nach „psychischer Konstitution" des Patienten: Aggression oder Akzeptanz gegenüber dem Positioner.
— Ein offensichtlich gebrauchter Positioner. Sieht er wie neu aus, wurde er nicht verwendet.

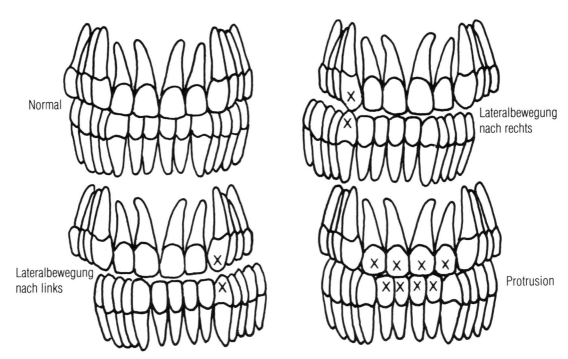

Abbildung 10–1:
Eine Okklusion mit Eckzahnführung.

Der Patient muß ab nun den Positioner nur noch 4 bis 5 Stunden tragen. Wichtig ist das Tragen während des Tages, damit er aktiv verwendet werden kann. In der Nacht wird nicht so fest in den Positioner eingebissen. Er findet also während der Hausarbeiten, während des Fernsehens oder wann immer es für den Patienten bequem ist, Verwendung. Das Einbeißen sollte so sanft, daß es zu keinen Schmerzen in den Kiefern kommt, aber dennoch fest erfolgen. Beim nächsten Behandlungstermin 6 Wochen später werden die Abdrücke für die oberen und unteren Hawley-Retainer gemacht. Sie werden ein halbes Jahr lang Tag und Nacht

und weiteres halbes Jahr nur noch nachts getragen. Danach ist die Retentionsphase beendet. Besondere Probleme jedoch erfordern eine ständige Retention. Bei einer Tendenz zum Frontengstand im Unterkiefer wird von Eckzahn-zu-Eckzahn ein Retainer geklebt. Am Ende des Jahres werden die Retainer endgültig abgesetzt, der Patient wird zu einem Kontrolltermin ein Jahr später bestellt. Dabei wird durch eine klinische Untersuchung das Behandlungsergebnis überprüft. Zusätzliche Dokumentationsunterlagen können erstellt werden. Dann verläßt ein zufriedener Patient die Praxis, ein guter Botschafter für die geleistete Arbeit.

11
Die Fallplanung

Sind erst einmal die theoretischen Grundlagen der Biomechanik vertraut, kann man sich mit den praktischen Details eines Therapieplans auseinandersetzen. Es genügt nicht, nur technisch ein Ziel erreichen zu können, man muß auch wissen, wo dieses Ziel liegt. Ein klarer Behandlungsplan mit genau festgelegten dentofazialen Behandlungszielen ist erforderlich. Die Diagnose wird durch klinische Untersuchung, Modellanalyse und Fernröntgendurchzeichnung gestellt und eine Problemliste des Patienten angelegt. Aus dieser Liste ergeben sich die Behandlungsziele. Als Beispiel mögen einige Unterlagen eines Patienten dienen.

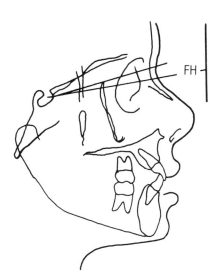

Seitliches Fernröntgen

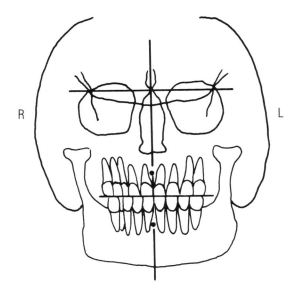

Frontales Fernröntgen (pa)

11.1
Kieferorthopädische Problemliste
(dem Schweregrad nach abgestuft)

1. ___ Kiefergelenksbeschwerden
2. ___ Komplexe durch schlechte Zahnstellung
3. ___ Aplasien oder gleichwertige Veränderungen
4. ___ Malokklusion: Klasse $\underline{I}$ div. ___
a. $\overline{1}$ mm Overjet $\underline{20\%}$ Overbite ___
   Pal.Trauma
b. Molarenbeziehung: R = ___ mm Kl. $\underline{I}$;
   L = ___ mm Kl. I
c. Eckzähne: R = $\underline{4}$ mm Kl. $\underline{II}$; L =
   $\underline{3}$ mm Kl. $\underline{II}$
d. Engstand (−), Lücken (+): Front =
   $\underline{-4}$ mm:/F = $\underline{-6}$ mm

5. Oberkiefer ___ Unterkiefer ___ beide ___
   o.k. ___ Retrognath $\underline{Prognath}$
a. Dentoalveoläre Beziehung (B-Punkt zu A-Punkt parallel zur Okklusionsebene)
   ___ o.k. ___ Retrognath ___ Prognath
b. Skelettale Beziehung (B-Punkt zu A-Punkt parallel zur Frankfurter Horizontalen)
   ___ o.k. ___ Unterkiefer R ___ mm; Unterkiefer L ___ mm
6. Abnormale Kieferfunktion
a. ___ Exzentrisches Abgleiten von den ersten Molaren
b. ___ Einseitige Mastikation (___ R ___ L)
c. ___ Habituell offene Lippen
d. ___ Angespannte, schmale Lippen
e. ___ Zahnfleischlächeln
f. ___ Sprachfehler
g. ___ Abnormale Kieferbewegungen

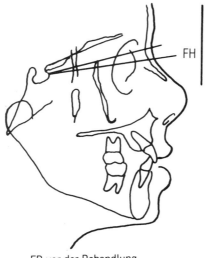

FR vor der Behandlung

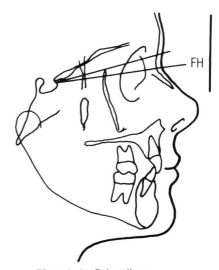

FR nach der Behandlung

11.2
Allgemeine Behandlungsziele

A. ___ Therapie der Kiefergelenksprobleme
B. _1_ Verbesserung des Selbstbewußtseins
C. _2_ Herstellen einer Normokklusion (Overjet, Overbite und Achseninklination)
D. ___ Ermöglichen des problemlosen Zahndurchbruchs
E. ___ Reduktion des Schweregrads und der Dauer einer späteren Phase-II-Behandlung
F. _3_ Erzielen eines ästhetisch ansprechenden Ergebnisses
    (1). Gesicht ___ Konvexität ___ Konkavität: ___ Erhalten ___ Vergrößern ___ Verringern
    (2). Lippenprotrusion: ___ Erhalten ___ Verstärken ___ Verringern auf 3/2(Sn-Pg)
G. _4_ Verbesserung der Unterkieferfunktion beim Sprechen, Beißen, in den Grenzbewegungen (Eckzahngeführte Okklusion)
H. _5_ Erzielen eines stabilen Behandlungsergebnisses

Die Anforderungen an einen guten Behandlungsplan sind:
— Eindeutigkeit. Es darf keinen Zweifel über das Behandlungsziel geben.
— Spezifität von Qualität und Quantität der therapeutischen Maßnahmen.
— Meßbarkeit. Das Behandlungsziel muß objektivierbar sein.
— „Nihil nocere". Es besteht z. B. keine Notwendigkeit, Zähne zur Zahnebene (A-Pg) zu stellen, wenn das keine funktionellen Vorteile bringt. Bei dem hier vorgestellten

Fall müssen dem individuellen Therapieplan gemäß die unteren Schneidezähne um 2 mm retrahiert und um 2 mm intrudiert werden. Um das Behandlungsziel zu erreichen und den Frontengstand aufzulösen, werden die unteren Prämolaren sowohl im Ober- als auch im Unterkiefer extrahiert.

11.3
Der Mechanikplan

Extraktion von 14, 24, 34, 44; Verankerungskategorie A-/B; Unterkieferfront in
sagittaler Richtung − 2,0 mm, in vertikaler
− 2,0 mm.

1. Bänder 765, Brackets 3–3, <u>LB</u> passiv	— KombinationsHG	1. Bänder 765, Brackets 3–3, /LB passiv
2. 0,45 mm × 0,63 mm <u>BBS</u> 0,43 mm × 0,63 mm TLRM für den Eck- zahn in α-Position 0,40 mm <u>ASS</u> von 2–2	— ZervikalHG	2. 0,43 mm × 0,63 mm R-Loop für 5 0,40 mm/ASS 2–2
3. 0,45 mm × 0,63 mm NB mit elastischen Gummiketten zur Konsolidierung der Seg- mente	— OkzipitalHG	3. 0,45 mm × 0,63 mm/BSS 7–3, 0,45 mm × 0,63 Intrusionsbogen für /2–2, 0,45 mm × 0,63 mm NB
4. 0,45 mm × 0,63 mm Stahlsegmente, Wa- sher, Ösen	— ProtaktionsHG	4. 0,45 mm × 0,63 mm Stahlsegmente, Washer, Ösen
5. 0,43 mm × 0,63 mm TLRM in α-Position	— Kinkappe	5. 0,43 mm × 0,63 mm TLRM in μ-Posi- tion
6. 0,45 mm × 0,63 mm Stahlwurzeltorque- feder für	— Monate	6. 0,45 mm × 0,63 mm Stahlwurzelaufrich- tefeder (unter Umständen)
7. 0,45 mm × 0,63 mm <u>SB</u>		7. 0,45 mm × 0,63 mm/SB
8. Positioner		8. Positioner

Erst nach Fertigstellung des Behandlungsplans
kann der Patient im Detail über die Therapie
aufgeklärt werden. Auf den folgenden Seiten
wird ein für meine Praxis typischer Verhand-
lungsablauf vom Beginn bis zur Retentionsphase vorgestellt.

Erster Termin: Kennenlernen des Patienten
samt Eltern (2 bis 3 Einheiten oder 30 bis 45
Minuten). Die allgemeinmedizinische und zahn-
medizinische Anamnese wird durch Ausfüllen
eines Fragebogens erstellt. Die Eltern werden
von der Malokklusion und der nötigen Behand-

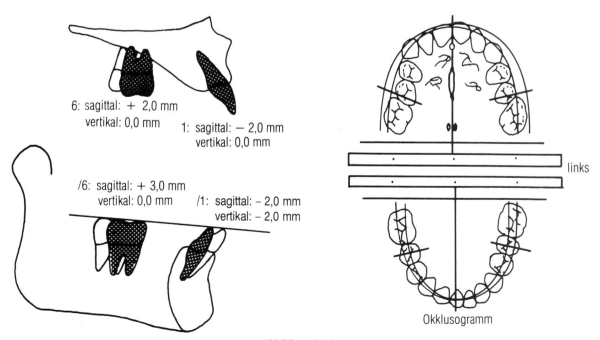

Abbildung 11–1:
Die Fernröntgendurchzeichnung und das Okklusogramm dienen der Erarbeitung des individuellen Behandlungsziels.

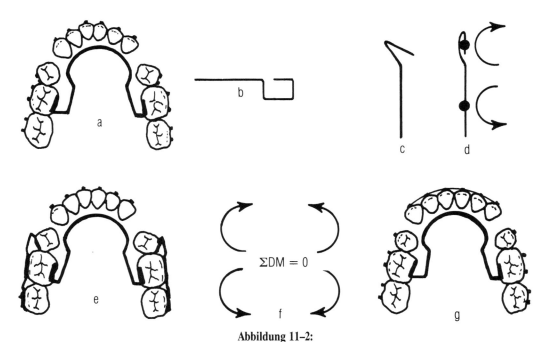

Abbildung 11–2:
Nivellierungsphase im UK. Erläuterungen der Teilabbildungen siehe Text.

lung in Kenntnis gesetzt und alle Optionen besprochen. Die voraussichtliche Behandlungsdauer wird erwähnt, ein grob geschätzter Kostenvoranschlag erstellt. Erst nach der genauen Erstellung der Behandlungsunterlagen und ihrer Analyse können exakte Aussagen über den Behandlungsverlauf und die Behandlungsdauer inklusive Honorar gemacht werden. Die Unterlagen (Abdrücke, Photographien, Röntgenbilder) können jetzt oder zu einem späteren Termin erstellt werden. Jedenfalls werden sie dann gemeinsam mit den Patienten und deren Eltern besprochen.

Zweiter Termin: Eine Woche später erfolgt eine exakte klinische Untersuchung (30 Minuten). Diese komplettiert den Unterlagensatz. Erst dann kann eine exakte Fallplanung erfolgen.

Dritter Termin: 1 bis 1¹/₂ Wochen später (30 Minuten). Die ausgewerteten Unterlagen werden vorgelegt und der Behandlungsplan besprochen. Für die meisten Leute stehen natürlich Behandlungsdauer, Extraktionen und die Kosten im Vordergrund. Ein gut vorbereiteter Therapieplan ist eher eine Hilfe für den Arzt als für die Eltern, aus dem die aufgebrachte Sorgfalt und der Arbeitsaufwand des Arztes abgelesen werden kann. So werden sie nicht beim Erwähnen des Honorars „aus den Wolken fallen". Werden Kosten, Therapieplan usw. akzeptiert,

erklärt man das Setzen der Bänder. Diese werden nicht auf einmal befestigt, was für den Patienten bedeutend angenehmer ist. (Die genaue Vorgehensweise wurde bereits im Abschn. 3.3 erklärt.) Auf alle Fälle sind die Termine für das Setzen der Bänder und das Kleben der Brakkets am Vormittag, da dann alle Beteiligten frischer sind. Die erste Ratenzahlung wird mit dem Beginn der Multibandbehandlung fällig. Bevor die Patienten die Praxis verlassen, werden die ersten Molaren separiert. Selbstverständlich wird ein schriftlicher Therapieplan für den Zahnarzt mitgegeben und ein Vormerkzettel für die nächsten Behandlungstermine ausgefüllt.

Vierter Termin: 1 Woche später.

1. Bänder 765, Brackets 3–3, Lingualbogen (LB) passiv
1. Bänder 765, Brackets 3–3, /LB passiv

Die Bänder werden an den vier ersten Molaren zementiert. Die Lingualbögen werden hergestellt, aber noch bei den Modellen aufbewahrt. Die zweiten Molaren und die zweiten Prämolaren werden separiert. Eventuell nötige Extraktionen können innerhalb der nächsten 4 Wochen durchgeführt werden.

Fünfter Termin: 1 Woche später. Die zweiten Molaren und die zweiten Prämolaren werden bebändert.

Sechster Termin: 1 Woche später. Die Brackets werden geklebt.

Siebenter Termin: 1 Woche später. Ein Termin entspricht nicht immer einer Sitzung. Manchmal sind für einen Termin mehrere Sitzungen nötig.

OK

2. 0,45 mm × 0,63 mm BSS
0,43 mm × 0,63 mm T-Loop für den Eckzahn in α-Position
0,40 mm ASS von 2–2

UK

2. 0,43 mm × 0,63 mm R-Loop für die zweiten Prämolaren
0,40 mm/ASS von 2–2

Im Unterkiefer sind beide unteren zweiten Prämolaren nach distal rotiert (Abbildung 11–2a). Ein R-Loop (0,45 mm × 0,63 mm) vom zweiten Molaren und ersten Molaren ausgehend (Abbildung 11–2b) liefert das Drehmoment für die Rotation des zweiten Prämolaren um seine Längsachse (aus okklusaler Sicht gesehen). Die Voraktivierungsbiegungen im R-Loop (Abbil-

dung 11–2c; d für den rechten unteren Prämolaren; für den linken unteren Prämolaren wären sie genau umgekehrt) werden durch Verwinden der vertikalen Schenkel erzeugt (Abbildung 11–2c). Der Draht verhält sich beim Torquieren' elastischer als beim Biegen. (Der Widerstand des Drahtes gegen Torsion entspricht 2/5 des Widerstands gegenüber Deflexion.) Sind gleich große, entgegengesetzt gerichtete Kräftepaare erwünscht, so muß man bei der Probeaktivierung (mit zwei Zangen – Abbildung 11–2d) auf die bukkolinguale Positionierung des anterioren und des posterioren Schenkels in einer Ebene achten. Ist der R-Loop einligiert (Abbildung 11–2e), so wirkt ein Kräftesystem wie in Abbildung 11–2d. Nun erweist sich die Verwendung des passiven Lingualbogens als nützlich. Er bewirkt einen Ausgleich der Kräftesysteme. In die vier Schneidezahnbrackets wird ein anteriores Drahtsegment (0,40 mm) einligiert (Abbildung 11–2g).

Im Oberkiefer: 0,45 mm × 0,63 mm im BSS
0,43 mm × 0,63 mm T-Loop
für Eckzahn in α-Position
0,40 mm ASS von 2–2

Da die Zähne der bukkalen Segmente im Oberkiefer richtig stehen, kann sofort ein bukkales Segment aus 0,45 mm × 0,63 mm starken Stahl (BSS) plaziert werden. Diese BSS-Drähte sind

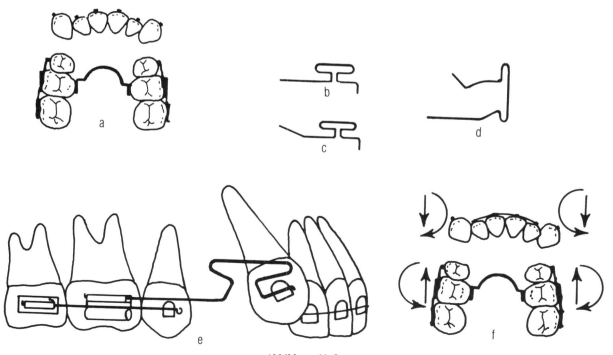

Abbildung 11–3:
Nivellierungsphase im Oberkiefer. Erläuterungen der Teilabbildungen siehe Text.

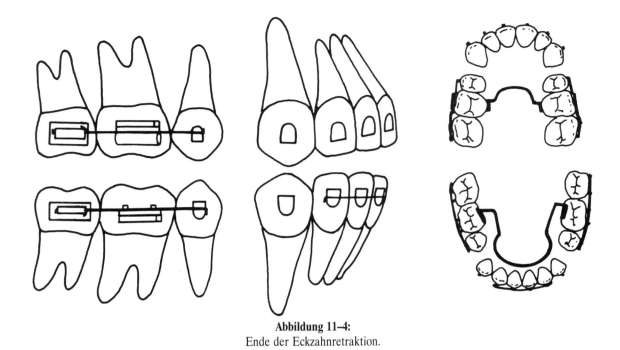

Abbildung 11–4:
Ende der Eckzahnretraktion.

mit Ösen versehen. Diese wirken als Stop und können später zum Anbringen eines Ligaturdrahtes verwendet werden (Abbildung 11–3e). Durch distales Umbiegen („Cinching") dieser BSS werden diese drei Zähne praktisch zu einem großen, vielwurzeligen Zahn. Wie im Unterkiefer wird die Verankerungseinheit durch einen Lingualbogen (Palatinalbogen) auf sechs vielwurzelige Zähne erweitert (Abbildung 11–3a). Die Nivellierung im anterioren Segment erfolgt durch einen 0,40 mm starken Draht.

Es kann sein, daß für das Einsetzen all dieser Bögen eine Sitzung nicht ausreicht. Eine Eckzahnretraktion ist erforderlich. Da beide Eckzähne nach mesial gekippt sind, ist eine Retraktion durch Rotation um die Apices (kontrolliertes Kippen) sinnvoll. Im Oberkiefer besteht eine Kategorie-A-Verankerung. Ein TMA-T-Loop in Alpha-Position mit einer Beta-Biegung ist dafür (wie in Abschn. 3.7 besprochen) die Mechanik der Wahl. Die vertikalen Schenkel des T-Loops nehmen die Antirotationsbiegungen auf (Abbildung 11–3d). Der Palatinalbogen bewirkt einen Ausgleich der an den beiden bukkalen Segmenten wirkenden gleich großen, einander entgegengesetzten positiven Drehmomente (Abbildung 11–3f). Nach drei oder vier Behandlungsterminen zeigt sich der in Abbildung 11–4 dargestellte Befund.

In der dritten Sitzung werden die folgenden Bögen eingesetzt:

OK
3. 0,45 mm × 0,63 mm NB mit elastischen Gummiketten zur Konsolidierung der Segmente

UK
3. 0,45 mm × 0,63 mm/BSS 7–3
0,45 mm × 0,63 mm Intrusionsbogen für /2–2
0,45 mm × 0,63 mm NB

In diesem Stadium (Abbildung 11–4) ist im Unterkiefer eine Intrusion der Frontzähne vorgesehen. Im Oberkiefer werden alle Drähte inklusive des Palatinalbogens entfernt. Den noch bestehenden Fehlstellungen entsprechend wurden entweder Rundbögen (0,45 mm SB, NB) oder Vierkantbögen (0,45 mm × 0,63 mm SB, NB) einligiert. Diese Bögen erzeugen im OK eine ideale Zahnbogenform. Es können z. B. die Eckzähne noch ein wenig „zu hoch oder zu tief" liegen (1 mm). In einem solchen Fall würde zuerst ein 0,45 mm NB verwendet, und später ein 0,45 mm × 0,63 mm SB eingesetzt werden. Wegen noch bestehender Fehlstellungen dritter Ordnung geringen Ausmaßes (lingualer Wurzeltorque der zweiten Schneidezähne im Oberkiefer) wird in diesem Beispiel ein 0,45 mm × 0,63 mm NB zur Korrektur einligiert. Gleichzeitig stellt sich eine gute Zahnbogenform ein, die durch den durchgehenden Nitinolbogen vermittelt wird (Orthoformbogen von Unitek). Bestehen noch einige Lücken, kann das anteriore Segment mit einer Gummikette von 3 zu 3 konsolidiert werden. Ist das nicht der Fall, wird der Draht mit Einzelgummis befestigt. Verwendet man Stahlligaturen, kann es passieren, daß sich der Bogen nach einer Seite verschiebt. (Diese Beschwerden treten immer an Samstagen um 9 Uhr abends oder noch später auf.)

Eine andere Möglichkeit besteht im Belassen des BSS. Ein 0,45 mm oder 0,45 mm × 0,63 mm durchgehender Bogen wird dann von einem Molarenhilfsröhrchen zum anderen gelegt und durch distales Umbiegen gesichert. Eine Stufenbiegung muß allerdings zwischen dem anterioren und den bukkalen Segmenten eingebogen werden (Abbildung 11–6). Der Vorteil besteht darin, daß der BSS nicht entfernt werden muß. Dieser müßte für spätere Zahnbewegungen wieder einligiert werden. Außerdem kann der 0,45 mm SB zur Korrektur von kleineren Problemen (erster und zweiter Ordnung), die vielleicht im anterioren Segment auftreten, adaptiert werden, während sich der NB nicht zufriedenstellend biegen läßt.

Im Unterkiefer ist eine Intrusion der unteren Schneidezähne erforderlich. Durch Verlängern der BSS bis zu den Eckzähnen wird die Verankerungseinheit vergrößert. Um die Eckzähne auf das Niveau der bukkalen Segmente

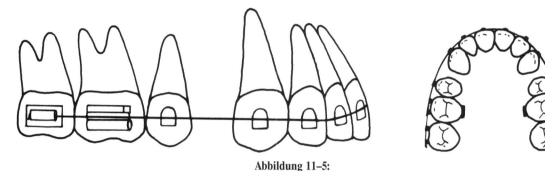

Abbildung 11–5:
Ein durchgehender Nitinolbogen (0,45 mm × 0,63 mm) im Oberkiefer erzeugt eine ideale Zahnbogenform.

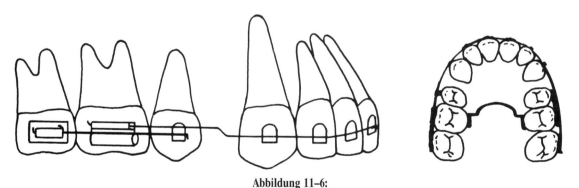

Abbildung 11–6:
Ein durchgehender Stahlbogen (0,45 mm) ist im anterioren Segment und in die Molarenhilfsröhrchen einligiert. Die bukkalen Segmente sind durch einen Stahldraht stabilisiert.

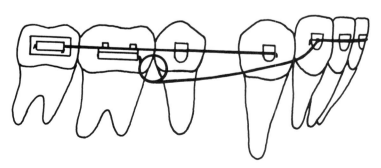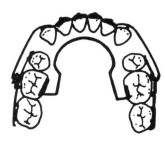

Abbildung 11–7:
Intrusionsbögen im Unterkiefer.

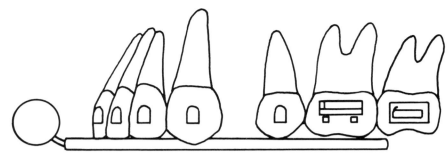

Abbildung 11–8:
Die Intrusion ist abgeschlossen. Die Schneidekanten der Frontzähne liegen auf der natürlichen Okklusionsebene (NOE_U).

zu bringen, kann die Verwendung einer „Zwischendurchmechanik" erforderlich werden. In diesem Beispiel befinden sich die Eckzähne nach ihrer Retraktion in Ideallage. Der Intrusionsbogen wird aus 0,45 mm × 0,63 mm Stahl oder aus dem teureren 0,43 mm × 0,63 mm TMA-Draht gefertigt. Jeder Zahn erhält eine Intrusionskraft von etwa 15 g (60 g an der Mittellinie). Das kann man mittels einer Meßuhr mit Schleppzeiger überprüfen. Der Lingualbogen dient jetzt der Vermeidung eines bukkalen Wurzel- und lingualen Kronentorques, bewirkt durch die negativen Drehmomente des Intrusionsbogens. Die 60 g starke Intrusionskraft an den Schneidezähnen wirkt gleichzeitig als 60 g starke Extrusionskraft an den Molaren (äquivalente Kräftesysteme, s. Abschn. 1.7). Durch Vergrößern der Verankerungseinheit bis zu den

Eckzähnen werden die zu erwartenden Bewegungen (Extrusion und Rotation) minimiert. Diese Intrusion wird wahrscheinlich nach 2 bis 3 Monaten abgeschlossen sein und sollte ein klinisches Bild wie in Abbildung 11–8 ergeben. Auch im Unterkiefer bewirkt das Einligieren eines Nitinolbogens (0,45 mm rund oder 0,45 mm × 0,63 mm vierkant) eine ideale Zahnbogenform (Abbildung 11–9), wobei der Lingualbogen entfernt wird. Die Okklusionsebenen werden durch diese Bögen gerade und zueinander parallel, die Ober- und Unterkieferzahnbögen passen gut zusammen (Abschn. 3.9.2). In Abbildung 11–9 sind in beiden Zahnbögen Nitinoldrähte (0,45 mm × 0,63 mm) einligiert.
Beim vierten Termin werden folgende Bögen eingesetzt:

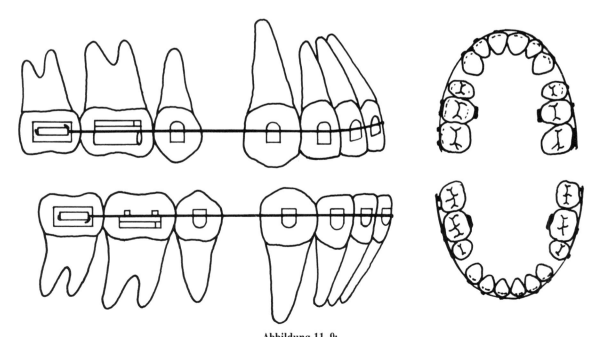

Abbildung 11–9:
Die Ober- und Unterkieferzahnbögen passen gut zusammen.

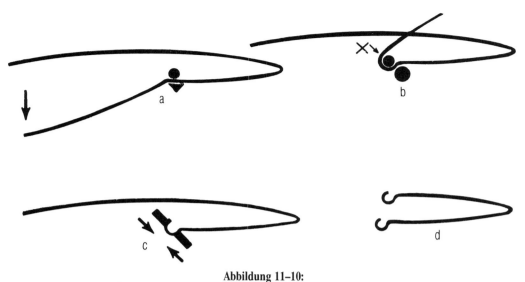

Abbildung 11–10:
Die Ösen („Eyelets") werden in das anteriore Stahlsegment eingebogen.

OK

4. 0,45 mm × 0,63 mm SB in Segmente geteilt, versehen mit vertikalen Hilfsröhrchen und Ösen

UK

4. 0,45 mm × 0,63 mm SB in Segmente geteilt, versehen mit vertikalen Hilfsröhrchen und Ösen

Sind die Zähne nivelliert und die Zahnbögen ausgeformt (Abbildung 11–9), können definitve Segmente gebildet werden. Bei diesem Termin werden in jedem Kiefer ein anteriores und zwei bukkale Segmente gebildet, damit der Lückenschluß beginnen kann. Dazu werden auch die Lingualbögen wieder einligiert. Wegen der von den durchlaufenden Bögen verursachten Zahnbewegung müssen sie eventuell etwas adaptiert werden. Die Herstellung der Segmente ist für den Ober- und Unterkiefer identisch.

In jedem Zahnbogen wird ein Idealbogen verwendet (in meiner Praxis Unitek's Orthoform), wobei die Markierung der Bogenmitte über der Mittellinie des Zahnbogens liegen muß. Distal der Eckzahnbrackets wird der Draht markiert oder mit den Backen der Birdpeak-Zange gehalten. Zuerst biegt man den Draht um die scharfe Kante der Birdpeak-Zange nach unten (Abbildung 11–10a) und dann um die kleine Backe der Marcotte-Zange nach oben (Abbildung 11–10b). Die Öse sollte immer nach kranial offen sein, damit der für die Wur-

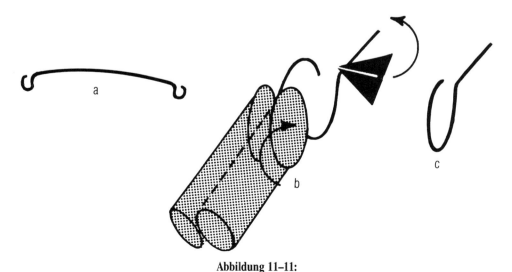

Abbildung 11–11:
Komfortbiegung mit der Howe-Zange. Erläuterungen der Teilabbildungen siehe Text.

zelbewegung verwendete starke Ligaturdraht leichter angebracht werden kann. Mit dem Distal-End-Cutter wird der Draht bei „11 Uhr" durchtrennt (Abbildung 11–10b). Um die Öse rund zu gestalten, wird sie mit der Birdpeak- oder der Angle-Ribbon-Arch-Zange (Abbildung 11–10c) vorsichtig zusammengedrückt (Abbildung 11–10d). Auf der anderen Seite wird dieser Vorgang wiederholt. Der Stahlbogen des anterioren Segments hat nun zwei Ösen, die gleichzeitig als Stops dienen.

Die korrekte Lage des ASS wird in den Brackets überprüft. Manchmal müssen diese Ösen zur Vermeidung von Weichteilirritationen (Abbildung 11–11a) adaptiert werden. Das ist mit der Birdpeak-Zange und der Howe-Zange möglich (Abbildung 11–11b, c). Auch die bukkalen Segmente erhalten Ösen. So ergibt sich die Möglichkeit, eine starke intersegmentale Drahtligatur anzubringen. Sie wirkt als punktförmige Kraftquelle, und erst sie ermöglicht eine freie Rotation. Wird statt dessen die Ligatur fest an die Brackets ligiert, tritt die notwendige Rotation des Segmentes nicht ein. Man würde wieder keine Wurzelbewegung sehen und das auf den zu resorbierenden Knochen zurückführen oder nach anderen Erklärungen suchen. Tatsächlich verhindert diese Art von „Tie back" eine Wurzelbewegung. Der ASS wird jetzt zwischenEckzahn und zweitem Schneidezahn markiert. An dieser Stelle werden die Hilfsröhrchen (0,55 mm × 0,71 mm) angeschweißt.

Beim Anbringen wird ein kurzes Stück Messingdraht mit einem Wurzelkanal-Instrumentenhalter oder, wenn nicht vorhanden, mit einer geeigneten Zange aufgenommen. Die Röhrchen werden vorerst am ASS angeschweißt („Punktschweißen"). Dabei darf der Draht nicht zum Glühen gebracht werden. Dann wird eine nicht zu stumpfe Bleistiftspitze einige Male in jedem Röhrchen gedreht, denn das Graphit wirkt als Schutz vor dem Flußmittel. Das Flußmittel wird dann vorsichtig an der Verbindungsstelle zwischen Röhrchen und ASS aufgetragen. An die vorher ins Flußmittel getauchten Enden des Messingdrahtes wird ein kleines Kügelchen Lot direkt aufgeschmolzen. Dieses Lötkügelchen (noch einmal ins Flußmittel getaucht) wird dann an die mit Flußmittel bestrichene Verbindungsstelle des Röhrchens (Abbildung 11–12) und Draht und Messingdraht in den heißesten Teil der Flamme (normalerweise die Spitze des blauen Kegels der Flamme) gehalten. Beim Auftragen des Flußmittels ist Vorsicht geboten, denn das Lot fließt überall dort, wo sich Flußmittel befindet. Es ist daher ratsam, nur eine möglichst kleine Stelle mit Flußmittel zu versehen. Der Messingdraht wird allmählich näher an den heißesten Teil der Flamme herangebracht, wobei man darauf achten muß, daß der ASS nicht glüht. (Wird der ASS rot, muß man von vorne beginnen.) Das Lot wird schnell weich und fließt auf die mit Flußmittel bestrichenen Stellen. Mit etwas Übung wird diese Arbeit leicht und rasch durchgeführt und sogar von den Assistentinnen gerne gemacht. Nach dem Schweißen und Löten befindet sich nur ein Minimum an Lot an dem

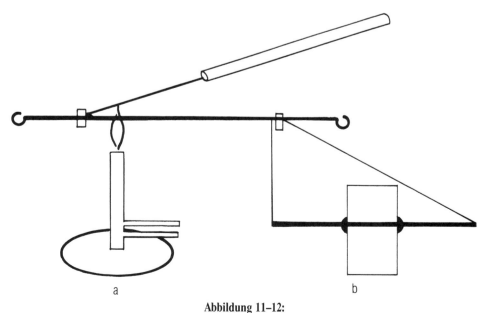

a

b

Abbildung 11–12:
Anlöten der Vertikalröhrchen. Erläuterungen der Teilabbildungen siehe Text.

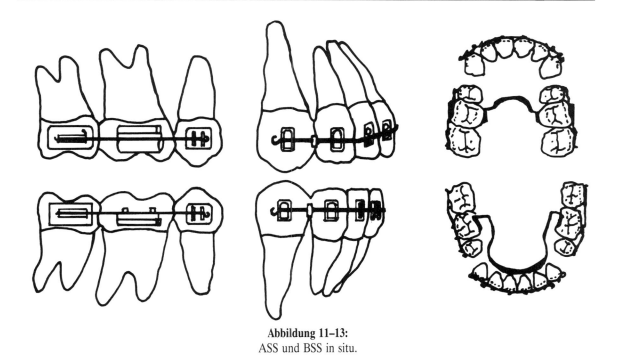

Abbildung 11–13:
ASS und BSS in situ.

Röhrchen, so daß es beim Einsetzen in die Bracket-Slots keine Probleme gibt (Abbildung 11–12b).

Der mit Vertikalröhrchen und Ösen versehene ASS wird einligiert, und der En-masse-Lückenschluß kann in Angriff genommen werden (Abbildung 11–13).

Der fünfte Behandlungstermin ist dem Beginn des Lückenschlusses gewidmet.

OK   5. TLRM (0,43 mm × 0,63 mm) in α-Position

UK   5. /TLRM (0,43 mm × 0,63 mm) in μ-Position

Im Oberkiefer besteht eine Kategorie-A-Verankerungssituation, ein Lückenschluß von anterior ist erforderlich. Die Retraktion erfolgt in zwei Phasen. In der ersten Phase kommt es zu einem kontrollierten Kippen durch eine TLRM (0,43 mm × 0,63 mm) in der Alpha-Position (Abschn. 7). In den passiven Loop wird eine Beta-Biegung eingebogen (Abbildung 11–14b). Der Loop wird nur 5 mm aktiviert, damit die

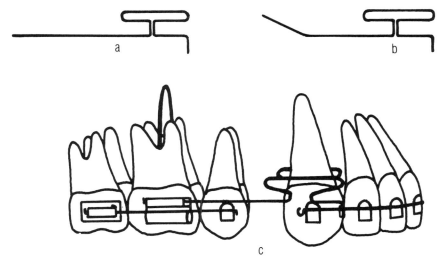

Abbildung 11–14:
TLRM in Alpha-Position mit Beta-Voraktivierung. Erläuterungen zu den Teilabbildungen siehe Text.

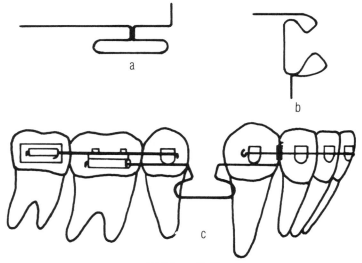

Abbildung 11–15:
Der T-Loop befindet sich in der μ-Position und weist gleich große α- und β-Biegungen auf. Erläuterungen der Teilabbildungen siehe Text.

distale Aktivierung am bukkalen Segment unter 300 g bleibt. Durch Adjustieren der Beta-Biegung kann das anteriore Segment entlang der natürlichen Okklusionsebene retrahiert werden.

Im Unterkiefer findet man hingegen eine Kategorie-B-Verankerungssituation vor. Das bukkale Segment darf in die halbe Extraktionslücke aufwandern. Die TLRM wird zentral in der μ-Position plaziert. Der passive T-Loop (0,43 mm × 0,63 mm; Abbildung 11–15a) wird

so voraktiviert (Abbildung 7–13), daß nach der Probeaktivierung eine Aktivierung von ungefähr 180° besteht (å = 90°, β = 90°). Der voraktivierte Loop (Abbildung 11–15b) wird dann einligiert und so umgebogen („Cinching"), daß eine distale Aktivierung von ungefähr 7 mm erreicht wird (Abbildung 11–15c). Bei den nächsten Sitzungen wird der fortschreitende Lückenschluß beobachtet und die Winkelung der Brackets mit dem Mundspiegelgriff überprüft.

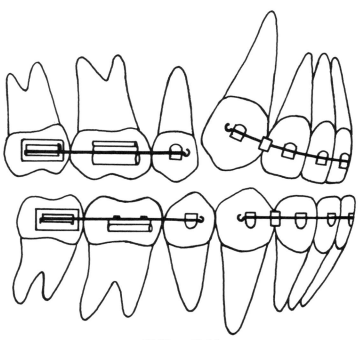

Abbildung 11–16:
Im Oberkiefer erfolgte der Lückenschluß durch kontrolliertes Kippen, im Unterkiefer durch Translation.

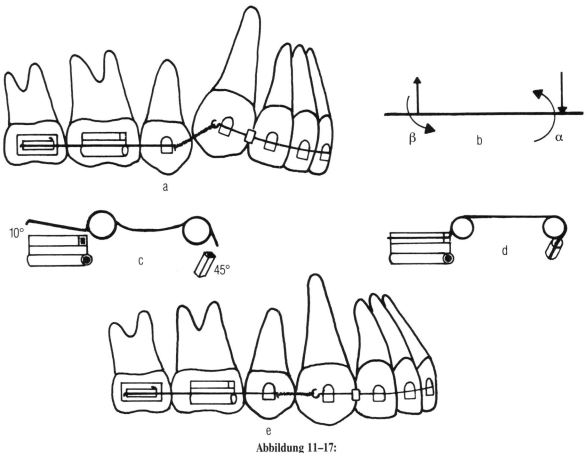

Abbildung 11–17:
Die Phase des Wurzeltorques nach dem kontrollierten Kippen.

Dabei kann festgestellt werden, ob eine weitere Adjustierung des T-Loops notwendig ist (meistens mehr bzw. weniger Voraktivierungsdrehmoment). Normalerweise kann man eine Bewegung um ca. 1 mm pro Monat erwarten. Die TLRM kann nach 3 bis 4 mm Lückenschluß nachaktiviert werden. Da die Neutralposition des T-Loops 0 mm beträgt, kann diese Distanz sowohl an seinen vertikalen Schenkeln als auch an der Lücke gemessen werden.

Der sechste Behandlungstermin ist der Wurzeltorque in der Front gewidmet. Dieser wird im Oberkiefer und eventuell auch im Unterkiefer erforderlich sein.

OK 6. 0,45 mm × 0,63 mm Wurzelaufrichtefedern
UK 6. 0,45 mm × 0,63 mm Wurzelaufrichtefedern bei Bedarf

Im Oberkiefer wurde die Extraktionslücke durch kontrolliertes Kippen der Front geschlossen (Abbildung 11–16). Die Schneidekanten des AS sind auf der natürlichen Okklusionsebene

des Oberkiefers geblieben. In der zweiten Phase ist ein Wurzeltorque um diese Schneidekanten erforderlich. Im Unterkiefer erfolgte ein reziproker Lückenschluß, der meist keine Wurzelaufrichtung erfordert. Im Oberkiefer wird eine starke Ligatur (0,30 mm) zwischen dem BS und dem AS gelegt (Abbildung 11–17a). Man könnte glauben, daß diese Anordnung den Eckzahn an seiner korrekten Einstellung hinderte. (Die distale Ecke des Eckzahns liegt an der mesialen Randleiste des zweiten Prämolaren.) Während des Wurzeltorques kommt jedoch die Ligatur horizontaler zu liegen und wird dadurch länger (Abbildung 11–17e). Die Wurzelaufrichtefedern aus Stahl (0,45 mm × 0,63 mm) werden hergestellt und so voraktiviert, daß ihr Alpha-Drehmoment größer als ihr Beta-Drehmoment ist (Abbildung 11–17b, c).

Im Unterkiefer kann man einen durchlaufenden Bogen für die Konsolidierung des gesamten Zahnbogens verwenden. Ich verwende wieder Orthoform-Bögen, aber das ist Geschmackssache. Je nach Ausmaß der geringfügigeren Fehlstellungen kann man einen vorgefer-

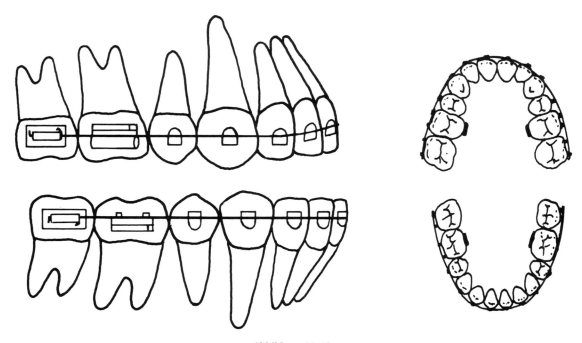

Abbildung 11–18:
Die in der Abschlußphase verwendeten Bögen (0,45 mm × 0,63 mm).

tigten 0,43 mm × 0,63 mm Nitinol- oder einen Stahlbogen verwenden. Natürlich wird – sehr zur Freude des Patienten – der Lingualbogen entfernt.

Beim siebenten Behandlungstermin wird ein durchgehender Bogen in den Oberkiefer einligiert. Seine Auswahl erfolgt nach den oben erwähnten Kriterien.

OK 7. 0,45 mm × 0,63 mm S̲B̲
UK 7. 0,45 mm × 0,63 mm /S̲B̲

Bei dieser Sitzung werden die Bögen entfernt

und Abdrücke für den Positioner genommen. Während des Zähneputzens läßt man die Behandlungsschritte vor dem geistigen Auge Revue passieren und bespricht den erreichten Erfolg mit dem Patienten. Während des Einsetzens der oberen und unteren Bögen erklärt man die letzten Schritte der Abschlußbehandlung. Der Positioner wird noch einmal als letzter Schritt der aktiven Behandlung herausgestrichen. Am Ende dieser Sitzung sehen die Zahnbögen des Patienten wie in Abbildung 11–18 aus.

Beim achten Behandlungstermin werden

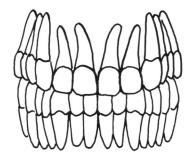

die Bänder und Brackets abgenommen. Der richtige Gebrauch des Positioners wird ausführlich erklärt. Er wird in den ersten zwei Wochen ununterbrochen getragen, weil die Zähne nach der Multibandbehandlung noch locker sind.

Nach zwei Wochen wird der Patient zur Schlußdokumentation bestellt. Der Positioner muß mindestens weitere sechs Wochen täglich vier bis fünf Stunden verwendet werden. Beim nächsten Termin werden die Abdrücke für die

Retentionsgeräte genommen. Sie werden ein Jahr getragen. Nach einer abschließenden Untersuchung ist die Retentionsphase beendet.

In meiner Praxis wird nach der Fallplanung der Mechanikplan in dieser Art ausgeführt. Die Einzelheiten der Behandlungsziele mögen von Fall zu Fall variieren (Anforderung an die Verankerung, Retraktion – Protraktion, Intrusion – Extrusion, Extraktion – Non-Extraktion usw.), aber durch das Verstehen biomechanischer Prinzipien ist das selbständige Erstellen und Umsetzen eines solchen Plans leicht. Dabei wünsche ich viel Erfolg.

Sachverzeichnis